ISBN 978-88-310-1145-7

Il marchio commemorativo dei 160 anni
è disegnato da Mimmo Paladino

Gruppo editoriale Mauri Spagnol, Milano
www.salani.it
Per essere informato sulle novità GeMS
visita www.illibraio.it

NICOLA SORRENTINO

DIMAGRIRE IN POCHI GIORNI

Perdere peso velocemente e stare bene

SALANI EDITORE

DIMAGRIRE IN POCHI GIORNI

INTRODUZIONE

Era una piovosa giornata di maggio, quando Marta, una piacente signora sui sessant'anni, decisamente in sovrappeso, entrò nel mio studio. La signora esordì dicendomi: «Vede, Professore, ho molta difficoltà a camminare e fra poco dovrei subire un intervento all'anca. Il mio medico vuole che prima io perda almeno 10 chili».

Mi era stata inviata da un amico, ortopedico in un conosciuto centro milanese, che temeva le complicazioni legate al sovrappeso in caso di operazioni importanti che necessitavano lunghe anestesie. E nel caso di Marta, c'era da considerare anche la difficoltà di rimetterla in piedi con un'anca nuova, una faticosa fisioterapia, la nuova locomozione... No, i chili in più andavano rapidamente tolti di mezzo.

Ascoltavo in silenzio il suo racconto sempre più ansioso, e pensavo che aiutare una persona a perdere 10 chili non era certo un problema, se non fosse per il fatto che doveva perderli in fretta, dato che l'intervento era preventivato prima dell'estate. Accontentarla significava deviare dal mio *modus operandi*: mangiare bene senza privarsi di nulla, per dimagrire bene e restare magri. Uno slogan che tutti i miei pazienti apprendono e memorizzano immediatamente e che negli anni ha aiutato centinaia e centinaia di persone a rimettersi in forma. Ma nel caso di Marta dovevo cambiare il mio metodo. I piccoli escamotage che permettono ai miei pazienti di dimagrire mangiando cose buone, ancorché light, dovevano restare nel cassetto se in un mese bisognava spazzare via 10 chili o giù di lì.

Inoltre, Marta non era la prima paziente a chiedermi di dimagrire in fretta. Chi viene da me sa che non è questa la strada maestra, ma è proprio ascoltando le esigenze di tante persone che mi sono convinto che ci sono situazioni in cui questa scelta va fatta. Specie per chi, come Marta, si trova a dover affrontare un intervento chirurgico, con dei chili in più che potrebbero far insorgere vari problemi: dal complicare notevolmente il lavoro degli anestesisti, a una maggiore difficoltà per la ripresa post operatoria, per la cicatrizzazione o i dolori osteoarticolari che si accentuano stando a letto.

Ma ho avuto anche altri casi di pazienti che mi chiedevano, in vista di un evento importante, di perdere rapidamente 5, 6, o anche 10 chili. Come per esempio Carlo, un forte bevitore affetto da sindrome metabolica, che venne da me prima del matrimonio del figlio con la voglia di indossare un bell'abito per essere al meglio nelle foto da lasciare come ricordo perpetuo. Rita, 43 anni, molti chili in più, che voleva un figlio e sapeva che affrontare una gravidanza senza dimagrire poteva essere molto difficile. Ancora: Manuel che doveva assolutamente rimettersi in forma per affrontare un viaggio impegnativo sulle Ande, sognato da una vita. Luisella che andava in scena con un suo spettacolo, finalmente, e si guardava sgomenta allo specchio: se lei stessa non si piaceva come avrebbe potuto conquistare gli spettatori? Donatella che si era resa conto che gestire il nipotino durante le vacanze estive avrebbe richiesto un bel po' di agilità in più. In tutte queste e altre occasioni la richiesta dei miei pazienti di fare in fretta meritava di essere presa in considerazione.

Un medico deve sempre rispondere a una richiesta di aiuto. Sappiamo, ed è quello che io predico costantemente, che perdere peso è un percorso lungo e irto di difficoltà, che porta l'ago della bilancia a scendere nel tempo necessario a imparare il giusto modo di alimentarsi. Ma se i miei pazienti mi chiedono una soluzione diversa, io ho il dovere di dare loro una risposta efficace e nello stesso tempo sicura per la loro salute e che non li spinga a seguire delle diete rapide fai-da-te scoperte su Google o di mettersi nelle mani di dietologi improvvisati e pronti a tutto. Ecco, quindi, lo scopo di questo libro. Raccontare le soluzioni che ho trovato per le persone che si trovano nella necessità di perdere peso in fretta, dal digiuno controllato (tanto di moda ma anche tanto delicato da fare bene) ai regimi iperproteici (che non vanno bene per tutti), a schemi con un ridottissimo contenuto di calorie ma equilibrati nell'apporto dei nutrienti necessari al nostro organismo. Ho elaborato diverse soluzioni ipocaloriche che però non espongano i miei pazienti a carenze alimentari, a squilibri, a effetti collaterali pericolosi. Ma che, anzi, li facciano stare bene. E magari stimolino, raggiunto l'obiettivo di perdere qualche chilo, ad affrontare, poi, un percorso più lungo e formativo, la ormai celebre dieta Sorrentino che insegna a perdere peso mangiando bene per stare bene.

Dimagrire in fretta può essere un'ottima occasione per imboccare la strada della sana alimentazione. Vi invito perciò a leggere i capitoli introduttivi, in cui illustro brevemente come guadagnare salute a tavola e quali sono le basi per qualunque dimagrimento che non comprometta il nostro benessere.

Nella seconda parte del libro affronteremo un argomento di grande interesse, oggi sempre più al centro della ricerca in campo nutrizionale e di cui avrete senz'altro sentito parlare: il digiuno, seguito dalle diete speciali e da quelle che nei protocolli già in uso precedono e a volte seguono gli interventi chirurgici. Infine, le mie diete con ricette e, a concludere il libro, le risposte a tanti dubbi e domande che potrebbero sorgere quando si intraprende una dieta.

Nicola Sorrentino

PRIMA PARTE
LA SANA ALIMENTAZIONE

GUADAGNARE SALUTE... A TAVOLA

Esiste una dieta ideale? Certamente non c'è un solo e unico regime nutrizionale perfetto per tutti. Ciononostante, possiamo comunque individuare alcuni punti fermi indispensabili per fare di una dieta una *buona dieta*.

Per prima cosa, dovremo scegliere un regime alimentare capace di soddisfare il fabbisogno di micro e macronutrienti. Nutrirsi, infatti, significa rifornire l'organismo delle sostanze di cui ha bisogno: i macronutrienti, per costruire le nostre cellule e i tessuti, e i micronutrienti per farli funzionare al meglio.

I macronutrienti di cui abbiamo bisogno sono tre: carboidrati, grassi e proteine. I **carboidrati** sono utilizzati dall'organismo come fonte energetica preferenziale e si trovano in due forme, a seconda che siano costituiti da catene composte da tantissime unità ripetute (carboidrati complessi) o che siano invece formati da zuccheri singoli o a coppie di due (carboidrati semplici). I carboidrati complessi – detti anche *amidi* – si trovano nella pasta, nel pane, nelle patate, nei legumi e in tutti i cereali. Come i «cugini» semplici, forniscono 4 kcal per ogni grammo, ma a differenza di questi vengono assimilati più lentamente, perché la loro digestione prevede che vengano spezzettati nelle unità zuccherine che li compongono. I carboidrati semplici, invece, hanno la caratteristica di essere dolci: si trovano nello zucchero da tavola (in tutti i tipi di zucchero, sia esso integrale, di canna, in polvere o semolato), nella frutta e nel latte.

Oltre agli zuccheri semplici e complessi esiste un'altra categoria di carboidrati complessi per noi completamente indigeribili: le **fibre**. Esse attraversano indenni la parte alta dell'apparato gastrointestinale, aumentando il senso di sazietà, e raggiungono l'intestino dove contribuiscono alla regolarità intestinale e rallentano l'assorbimento di zuccheri e grassi. Alcune fibre, inoltre, rappresentano il «piatto preferito» del microbiota – l'insieme dei microrganismi che popolano l'intestino e che sono indispensabili per la salute –, aiutandoci così a mantenere i nostri preziosi ospiti sani e sazi. Non a caso, infatti, un adeguato consumo di fibre (almeno 30 g al giorno negli adulti) protegge l'organismo dai tumori, dal diabete e dalle malattie metaboliche. Dove trovare le fibre? Esse abbondano nella verdura, nella frutta, nei cereali integrali, nei semi e nella frutta secca.

Mentre i carboidrati si trovano in natura quasi esclusivamente in alimenti che provengono dal mondo vegetale, i **grassi**, invece, sono presenti sia negli animali sia nelle piante. In piccola parte essi hanno una funzione strutturale – le membrane presenti nelle cellule sono tutte lipidiche –, mentre la maggior parte serve come riserva di energia. Un grammo di grasso, infatti, produce ben 9 kilocalorie! I grassi animali abbondano nel burro, nello strutto, nella carne, nelle uova e nei formaggi. Anche il pesce, soprattutto il salmone e il pesce azzurro, è ricco di grassi, ma la loro struttura è profondamente diversa rispetto agli altri grassi animali. I grassi vegetali, invece, si trovano nei semi, nella frutta secca, nelle olive e in alcuni frutti grassi, come il cocco e l'avocado. Anche nel mondo vegetale i grassi non sono tutti uguali: alcuni hanno caratteristiche peculiari che li rendono particolarmente preziosi per il nostro organismo, come nel caso dell'olio di oliva, altri invece hanno una struttura simile ai grassi del pesce – sono gli omega 3 presenti nella frutta secca a guscio (noci, mandorle, anacardi, nocciole e pistacchi) e nei semi di lino –, altri ancora somigliano a quelli animali (il burro di cacao e il cocco, ad esempio, contengono grassi saturi, simili a quelli del burro e della carne).

Per completare il nostro viaggio attraverso i macronutrienti, incontriamo, infine, le **proteine**. Come i carboidrati complessi, anche le proteine derivano dalla ripetizione di numerosissime unità – gli aminoacidi – che si combinano tra loro per produrre una varietà incredibile di proteine diverse. Possiamo pensare agli aminoacidi come a dei mattoncini che, associandosi l'uno all'altro in lunghe catene, formano le proteine. In natura esistono 20 aminoacidi diversi. Il nostro organismo è perfettamente in grado di produrne alcuni, mentre altri, detti 'essenziali', devono essere assunti con l'alimentazione. Ma a cosa servono le proteine? Esse rivestono un ruolo fondamentale nella cellula, perché presiedono praticamente a tutte le attività dell'organismo: accelerano le reazioni chimiche, proteggono il corpo dalle infezioni, consentono il trasporto di molecole, formano la struttura dei muscoli e ne determinano la contrazione, permettono la trasmissione dell'impulso nervoso e sono protagoniste della comunicazione tra le cellule. Le proteine sono presenti in moltissimi alimenti di origine sia vegetale, sia animale: pesce, carne, formaggi, uova, legumi, semi, frutta secca e cereali. I cibi che ne sono più ricchi sono quelli di origine animale, ma non dimentichiamo che non sempre «di più» equivale a «meglio». Se eccediamo con le proteine, infatti, l'organismo smantella gli aminoacidi in eccesso e li trasforma in riserva energetica, cioè in grassi. Per ogni grammo di proteina, le cellule ricavano circa 4 kilocalorie. Il fabbisogno medio per l'adulto è 0.75-0.8 g di proteina per kg di peso corporeo: un uomo di 80 kg ha quindi bisogno di mangiare non più di 64 g di proteine al giorno. Se vi state chiedendo se è tanto o poco, vi dico subito che per molti di voi è sicuramente meno del quantitativo proteico che assumete normalmente. Basta una colazione con yogurt e biscotti e un pranzo con pasta e salmone e già siamo arrivati al fabbisogno riportato nelle linee guida!

Piccoli ma molto preziosi: vitamine e minerali

Una volta raggiunto il fabbisogno di carboidrati, grassi e proteine non abbiamo ancora finito: mancano ancora i micronutrienti! Essi sono vitamine e sali minerali, ossia sostanze che non forniscono energia ma che, in piccole quantità, sono indispensabili alla nostra vita. Le **vitamine** sono un insieme di sostanze con strutture e caratteristiche molto diverse tra loro, che condividono, però, alcune proprietà: non contribuiscono al bilancio energetico, sono indispensabili per la crescita e la regolazione delle attività vitali dell'organismo e la maggior parte di esse non vengono sintetizzate dalle nostre cellule, quindi devono essere assunte attraverso l'alimentazione. Il fabbisogno di vitamine varia molto da persona a persona, perché dipende dall'età e dalle condizioni fisiologiche e patologiche. In gravidanza e in allattamento, ad esempio, la donna ha la necessità di assumere dosi maggiori di molte vitamine e lo stesso accade in particolari momenti durante la crescita o in risposta a specifiche patologie, uso di farmaci e altre sostanze.

Le principali funzioni delle vitamine e le fonti alimentari da cui si ricavano sono riassunte in questa tabella.

	Funzioni	Fonti principali
Vitamina A	Accrescimento, vista, resistenza alle infezioni	Fegato, latte Carote, peperoni gialli, zucca, albicocche (provitamina A)
Vitamina D	Assorbimento di calcio e potassio, mineralizzazione delle ossa	Fegato, latte, salmone, tonno, tuorlo d'uovo Luce solare (provitamina D)
Vitamina E	Antiossidante	Oli vegetali, frutta secca, fegato, uova
Vitamina K	Coagulazione del sangue	Vegetali verdi, fegato, oli vegetali
Vitamina C	Mantenimento di ossa, denti, vasi sanguigni, collagene; regolazione del metabolismo del calcio e dell'assorbimento del ferro; antiossidante	Verdura (pomodori, peperoni, cavoli) e frutta fresca (kiwi, agrumi, melone, fragole, lamponi, ribes)
Vitamina B1	Metabolismo degli zuccheri, trasmissione dell'impulso nervoso	Cereali integrali, germe di grano, lievito di birra, legumi, fegato, molluschi, funghi
Vitamina B2	Metabolismo, protezione delle mucose	Fegato, uova, latte, pesce, lievito di birra, cereali integrali, funghi
Vitamina B3	Metabolismo degli zuccheri, grassi e proteine	Fegato, carni, uova, legumi, latte
Vitamina B5	Metabolismo degli zuccheri, grassi e proteine	Fegato, carni, cereali integrali, noci, uova, lievito di birra, vegetali a foglie verdi
Vitamina B6	Metabolismo degli aminoacidi	Cereali, fegato, spinaci, piselli, banane, pane integrale, lievito di birra
Vitamina B7	Metabolismo dei grassi e del colesterolo, protezione delle arterie, del fegato, del cuore e dei reni	Cereali integrali non trattati, agrumi, lievito di birra, fegato di vitello, lecitina di soia, noci
Vitamina B12	Formazione dei globuli rossi, metabolismo del DNA, produzione di mielina	Fegato, carni, uova, pesce, molluschi, latte
Biotina	Metabolismo	Fegato, lievito di birra, vegetali verdi, tuorlo d'uovo, carne
Acido folico	Metabolismo del DNA, produzione di globuli rossi e bianchi	Fegato, lievito di birra, vegetali verdi, tuorlo d'uovo, germe di grano

Tabella 1. Funzioni e fonti principali delle vitamine (da Andreoli A, Egidi I. *Alimentazione e nutrizione umana*, Società Editrice Esculapio, 2008).

La carenza di una o più vitamine, detta *ipovitaminosi*, se protratta nel tempo può provocare danni anche molto gravi all'organismo. Tra le ipovitaminosi, la più diffusa nei Paesi ricchi è l'anemia perniciosa, causata dalla carenza di vitamina B12, frequente soprattutto tra i vegani e i vegetariani, dal momento che si trova quasi esclusivamente in alimenti di origine animale. Se guardiamo al passato, invece, una delle carenze che ha causato più morti è stata quella di vitamina C, responsabile dello scorbuto, una patologia detta anche «malattia dei marinai». La vitamina C, infatti, è presente solo nei cibi freschi (frutta e verdura), mentre si perde quasi completamente in cottura e con altri metodi di conservazione dei cibi. I marinai, quindi, che viaggiavano per lungo tempo in mare, senza possibilità di far rifornimento di ortaggi freschi, erano esposti a gravi carenze di questa vitamina.

Nei Paesi più ricchi, inoltre, è possibile osservare casi di sovradosaggio di vitamine. Questo fenomeno è generalmente dovuto all'uso sconsiderato e non necessario di integratori alimentari. Come tutte le sostanze, infatti, anche le vitamine, se assunte in dosi eccessive, possono essere nocive, quindi è bene prestare grande attenzione e chiedere consiglio al medico prima di prendere qualunque tipo di integratore.

Oltre alle vitamine, è importante che la nostra dieta apporti il giusto quantitativo di **minerali**: sostanze inorganiche indispensabili per le funzioni dell'organismo. Nello specifico essi servono per costruire ossa e denti (in particolare calcio e fosforo), per il funzionamento dei neuroni e dei muscoli (calcio, sodio e potassio), per mantenere l'equilibrio idrosalino (cloro, fosforo, potassio, sodio e zolfo), per la sintesi delle proteine e degli acidi nucleici (zolfo e fosforo) e per il funzionamento degli enzimi (magnesio). Tutti questi minerali sono detti 'macroelementi', perché devono essere presenti in dosi maggiori o uguali a 100 mg; accanto a essi troviamo anche i microelementi, da assumere in quantità minime, come ferro, manganese, rame, iodio, zinco, cobalto, cromo, fluoro e selenio. I minerali sono eliminati con il sudore, le urine e le feci e quindi devono essere reintegrati continuamente attraverso cibi e bevande. A differenza delle vitamine, però, sono molto stabili e resistono perfettamente sia alla cottura sia all'esposizione alla luce. Nella tabella seguente troviamo fonti e funzioni dei minerali.

	Funzioni	Fonti principali
Calcio	Componente principale di ossa e denti; partecipa alla coagulazione del sangue, alla contrazione muscolare e alla conduzione degli impulsi nervosi	Latte e derivati, uova, legumi, ortaggi verdi, pesce, noci
Cloro	Regola l'equilibrio acido-base, il bilancio idrico e la pressione osmotica; partecipa alla formazione del succo gastrico	Sale comune, latte, uova, carne, frutti di mare
Fosforo	Componente fondamentale di ossa e denti; costituente fondamentale degli acidi nucleici (DNA e RNA) e dell'ATP; partecipa all'equilibrio acido-base	Latte e derivati, cereali, legumi, pesce, noci, carni rosse, pollame
Magnesio	Partecipa alla regolazione neuromuscolare e alla costruzione dell'apparato scheletrico; è un costituente degli enzimi	Vegetali a foglie verdi, noci e altra frutta secca, carne, cereali non decorticati, latte, legumi
Potassio	Regola l'equilibrio acido-base, il bilancio idrico, la pressione osmotica e la funzionalità nervosa	Latte, legumi, alcuni tipi di frutta (banane), carne, cereali
Sodio	Regola l'equilibrio acido-base, il bilancio idrico, la pressione osmotica e la funzionalità nervosa	Sale comune e gran parte degli alimenti

-->

Zolfo	Interviene nella regolazione della pressione osmotica, dell'equilibrio acido-base e del bilancio idro-elettrolitico	Sale comune
Ferro	Componente dell'emoglobina e della mioglobina (proteine che legano l'ossigeno rispettivamente nel sangue e nei muscoli); è coinvolto nel metabolismo	Carne e derivati, tuorlo d'uovo, latte e derivati, ortaggi a foglie verdi, crostacei, legumi
Cromo	Partecipa al metabolismo di zuccheri e grassi	Carne, molluschi, lievito di birra, cereali integrali, oli
Zinco	Componente di enzimi coinvolti nel metabolismo degli acidi nucleici; partecipa alla funzionalità di gusto e olfatto	Fegato, tuorlo d'uovo, frutti di mare
Rame	Componente di enzimi coinvolti nella digestione; favorisce l'assorbimento del ferro	Fegato, frutti di mare, noci, legumi, cereali, pollame
Fluoro	Mantenimento dei denti e della struttura ossea	Ortaggi a foglia (spinaci), tè, pesce, frutti di mare, acqua
Selenio	Antiossidante	Latte, cereali, pesce, pollame

Tabella 2. Funzioni e fonti dei minerali (da A. Andreoli e I. Egidi, *Alimentazione e nutrizione umana*, Società Editrice Esculapio, 2008).

Chi ha paura della bilancia?

Siete tra quelli che dicono «mangio pochissimo ma chissà perché ingrasso» e non capite come mai l'ago della bilancia non riesce a scendere? Bene, questo capitolo è per voi!

Partiamo dal presupposto che siamo un sistema energetico e che ingrassare o dimagrire è principalmente una questione di bilancio tra ciò che entra e ciò che esce. L'energia in entrata è quella che viene dall'alimentazione: attraverso la digestione e l'assorbimento di carboidrati, grassi e proteine introduciamo energia. Un adulto generalmente assume tra le 1800 e le 3000 kilocalorie al giorno.

Da cosa dipende, invece, l'energia in uscita? Il 50-70% del dispendio energetico è dovuto al **metabolismo basale**, cioè al mantenimento delle funzioni vitali a digiuno e a riposo. Il battito del cuore, la respirazione polmonare, il mantenimento della temperatura corporea sono alcune delle funzioni assolte grazie all'energia del metabolismo basale. I consumi variano in base al genere e all'età e sono direttamente proporzionali alle dimensioni del corpo: per mantenere le sue funzioni vitali, un uomo di 60 kg spende molta meno energia rispetto a quella necessaria a un uomo di 100 kg. Gli organi interni utilizzano gran parte della spesa energetica seguiti a ruota dai muscoli, mentre il tessuto adiposo – la ciccia, per intenderci – consuma molto poco.

Alla quota di metabolismo basale dobbiamo aggiungere la cosiddetta «**termogenesi indotta dagli alimenti**», cioè la quantità di energia utilizzata per la digestione e l'assorbimento dei nutrienti che mangiamo, da cui dipende circa il 10% della spesa energetica totale.

L'ultimo elemento che entra in gioco nel nostro bilancio è il **dispendio energetico da attività fisica**, che contribuisce al conto totale per una quota variabile tra il 20 e il 40%. Qui finisce tutta l'energia spesa per il movimento, sia quello che facciamo come esercizio fisico vero e proprio, ad esempio quando andiamo a correre, in palestra o in bicicletta, sia quello necessario per svolgere le nostre attività quotidiane: scrivere al computer, lavare i piatti, cucinare, stare in piedi al lavoro, muoversi tra i reparti del supermercato per fare la spesa e così via.

Non serve una laurea in economia per capire che il bilancio si chiude in negativo quando l'energia spesa è maggiore di quella introdotta con l'alimentazione, mentre chiude in guadagno se l'energia che entra è maggiore di quella che esce. Ma cosa guadagniamo esattamente? Purtroppo per noi un bilancio positivo significa ingrassare, mentre se spendiamo più di quanto introduciamo, inevitabilmente dimagriamo. Quando l'ago della bilancia, invece, resta stabile, le nostre entrate pareggiano esattamente le uscite.

Tutto questo ci fa capire perché, se vogliamo dimagrire, dobbiamo mangiare cibi meno calorici, cioè diminuire le entrate, e muoverci di più, ossia aumentare le uscite. Per evitare fraintendimenti, voglio specificare cosa intendo per «cibi meno calorici». Generalmente quando dico ai miei pazienti di scegliere alimenti con una minore densità energetica, la prima cosa a cui pensano sono le migliaia di proposte *light*, *low fat*, *diet*, *0 grassi* di cui l'industria alimentare è così ricca. Bene, sappiate che non è quello ciò che intendo! Questi prodotti possono talvolta essere utili, ma certamente non devono essere i cibi principali che compongono la vostra alimentazione. Molto spesso i prodotti dietetici, anche se meno calorici rispetto alla controparte «non light», contengono una serie di additivi con lo scopo di renderli più appetibili, che finiscono, però, col trasformarli in cibi molto meno sani degli originali. Altre volte siamo indotti a prenderne più del dovuto o a sentirci liberi di mangiare anche altro dopo averli consumati, con la scusa del «tanto non ingrassano». Per tutte queste ragioni consiglio sempre ai miei pazienti di selezionare alcuni prodotti light e low fat da consumare saltuariamente, ma poi di basare la propria alimentazione su altro. Quando siamo a dieta e dobbiamo ridurre le calorie dei pasti, il re e la regina delle nostre tavole devono essere l'acqua e la verdura: questi due alimenti, infatti, contengono sostanze preziose per la nostra salute – minerali, vitamine e fibre –, aiutano a raggiungere il senso di sazietà e hanno una densità calorica minima, come nel caso delle verdure, o addirittura pari a zero se parliamo dell'acqua. Non a caso, vedrete che sia l'acqua sia le verdure occupano un posto d'onore in tutti i miei piani nutrizionali di dimagrimento.

Quando salute e sostenibilità camminano insieme: la dieta mediterranea

Sia che abbiate come obiettivo la salute, sia che stiate cercando di dimagrire, la dieta mediterranea è certamente un'ottima base per costruire il piano nutrizionale più adatto a voi. E non siamo solo noi, medici e nutrizionisti, a pensarla così: la dieta mediterranea è universalmente riconosciuta per il suo valore biologico, medico, culturale e ambientale, tanto che nel 2013 è stata aggiunta alla lista rappresentativa del patrimonio culturale immateriale dell'umanità.

Perché addirittura l'UNESCO si interessi alla dieta mediterranea è presto detto: gli squilibri nutrizionali affliggono 2 miliardi di persone nel mondo, riducendo l'aspettativa di vita e causando moltissimi decessi, sia tra coloro che soffrono la fame (parliamo di 36 milioni di persone ogni anno!), sia a causa dell'obesità (29 milioni di persone). Se poi guardiamo al futuro, vediamo che, per il 2050, sulla Terra ci saranno 9,8 miliardi persone e la vera sfida sarà riuscire a sfamarle tutte, senza intossicare ulteriormente il pianeta con un'impennata delle emissioni di gas serra.

La dieta mediterranea è sostenibile perché, visto il ridotto apporto di prodotti di origine animale e il largo utilizzo di cereali integrali, ortaggi, legumi, frutta, semi e olio di oliva, molto più di altri regimi alimentari contribuisce a ridurre le emissioni di anidride carbonica, protegge la biodiversità, migliora la gestione delle risorse naturali del territorio, è economica e – cosa non da poco – permette di preservare la salute.

Gli studi in campo alimentare hanno mostrato chiaramente che la dieta mediterranea contribuisce alla prevenzione delle malattie cardiovascolari, delle patologie metaboliche, tra cui anche il diabete, e dei tumori del tratto gastrointestinale, riducendo significativamente la mortalità. Gli elementi che la rendono così speciale per la nostra salute sono l'elevato consumo di fibre (provenienti da cereali integrali, frutta, verdura, legumi e frutta secca), i grassi buoni dell'olio extravergine di oliva e il basso apporto di proteine animali e di grassi saturi. A fare eco a questi studi arrivano anche le recenti ricerche sulla longevità, che hanno dimostrato come la dieta mediterranea contribuisca a ridurre l'invecchiamento cellulare e l'infiammazione, mantenendoci sani più a lungo e migliorando così l'aspettativa di vita.

Per alcuni mangiare sano significa spendere molti soldi nei negozi bio, nel tentativo di riempire il carrello con prodotti esotici e ingredienti «magici». Bene, sappiate che si possono comprare ottimi prodotti, sani e gustosi, non solo nei negozi bio, ma anche nel vostro supermercato di fiducia, al mercato e al discount! Ridurre il consumo di carni e prodotti lavorati già ci permette di risparmiare molto sul conto finale: frutta, verdura, cereali e frutta secca costano molto meno dei derivati animali, consentendoci di acquistare anche alcuni prodotti biologici, se lo desideriamo. E poi diciamocelo, non abbiamo alcun bisogno dei mille ingredienti magici che colorano le etichette di molti prodotti al supermercato. Se vogliamo avere in casa alimenti davvero speciali possiamo prepararli con le nostre mani: saranno certamente più economici, sani e potrete anche divertirvi (e consumare energie!) mentre li realizzate. Vi piacciono i cracker integrali? Fateli voi! Le marmellate, i panini integrali, i biscotti? Date libero sfogo alla fantasia e alla creatività, portafoglio e salute ne gioveranno!

Alimenti sì

Il titolo di questo capitolo potrebbe far pensare che esistano alcuni alimenti vietati e altri che devono costituire in modo esclusivo la nostra alimentazione. In realtà non è così: a parte i casi di allergie e intolleranze, nessun alimento deve necessariamente essere escluso dalla nostra dieta. Per qualunque cibo, anche quello più *junk*, possiamo trovare una quantità e una frequenza di consumo che lo rendano non pericoloso per la nostra salute. Questa carrellata di alimenti sì e alimenti no, quindi, deve essere una mappa per orientarci nella scelta, in modo da selezionare *spesso* i cibi che si trovano nella lista del sì e *più raramente* quelli che si trovano dal lato del no.

Tra gli alimenti sì, in *pole position* inseriamo gli **ortaggi**, da consumare crudi e cotti quotidianamente e in abbondanza a ogni pasto principale. Vi svelo un trucco: per fare il pieno di antiossidanti, protettivi verso i tumori e le malattie croniche, scegliete sempre verdure di colori diversi. Ogni colore dipende da sostanze dalle proprietà differenti: le clorofille sono verdi, i carotenoidi sono giallo-arancio, il licopene rosso e le antocianine viola. Componete il vostro quadro nel piatto abbinando i pigmenti proprio come farebbe un pittore! Almeno una volta al giorno mangiate le verdure crude, per non rischiare di perdere alcune vitamine, come la C, che vengono distrutte con la cottura e scegliete sempre prodotti di stagione.

I superpoteri degli ortaggi non finiscono qui: grazie all'elevato contenuto di fibre, gli ortaggi sono tra i migliori amici del microbiota, abbassano il carico glicemico del pasto, favoriscono la sazietà e aiutano il transito intestinale (anche grazie alla grande quantità di acqua in essi contenuta), riducendo la possibilità per le sostanze tossiche di penetrare nelle cellule intestinali.

Tra gli alimenti sì non può mancare la **frutta**, che con le verdure condivide molte proprietà – elevato contenuto di vitamine e antiossidanti, minerali, fibre e acqua –, ma che si differenzia essenzialmente per la maggiore quantità di zuccheri semplici. Per questa ragione, mentre gli ortaggi possono essere consumati a volontà, con la frutta è bene limitarsi, ogni giorno, a due o tre porzioni da 150-200 g.

Un'altra categoria di alimenti che ogni giorno può occupare un posto d'onore sulle nostre tavole è quella dei **legumi**. Qui troviamo le lenticchie, i ceci, i piselli, le cicerchie, i fagioli, i lupini e le fave. Nonostante siano stati a lungo considerati dei semplici «contorni», in realtà i legumi sono ricchi di carboidrati complessi (in percentuale variabile tra il 30 e il 60% a seconda del legume che consideriamo) e proteine (tra il 20 e il 35%). Nella soia è presente anche una buona quantità di grassi sani (circa il 20%), mentre negli altri componenti della famiglia il contenuto di grassi non supera il 6%. Lo so cosa state pensando: le proteine dei legumi mancano di alcuni aminoacidi essenziali. Vi sbagliate e vorrei sfatare questo mito! In passato si dividevano le fonti proteiche, a seconda della composizione aminoacidica, in alimenti ad alto o basso valore biologico. Il problema è che questo ragionamento presuppone che ci si nutra di un unico alimento, mentre non è così. È vero che, per alcuni legumi, la percentuale di aminoacidi solforati (metionina e cisteina) è leggermente inferiore a quella ottimale per il consumo umano, ma noi non mangiamo solo fagioli: basta aggiungere un po' di pasta o di riso e riusciamo senza problemi a raggiungere il fabbisogno di tutti gli aminoacidi essenziali. Risolta la questione del «valore», ricordiamo anche che nei legumi troviamo fibre, fosforo, calcio, ferro e vitamine del gruppo B. Un consiglio per migliorare l'assorbimento del ferro dai legumi, che altrimenti è difficilmente assimilabile, è combinarli con alimenti ricchi di vitamina C, come limone, prezzemolo, pomodoro, peperoni, peperoncino piccante e rucola.

Pasta, pane & Co. come li consideriamo? Naturalmente sono alimenti sì! Chi mi conosce sa che da sempre scendo in difesa della pasta e degli altri cereali, soprattutto se integrali. La pasta, di per sé, non fa ingrassare: certo, dipende da come la condiamo. Con un sugo di verdure o abbinata ai legumi è perfetta anche quando siamo a dieta. Ed è ancora meglio se alterniamo diverse fonti di carboidrati: non sempre e solo pasta o pane, ma anche riso, orzo, farro, miglio, kamut, grano saraceno, polenta e quinoa. Nella dieta mediterranea i cereali e gli pseudocereali costituiscono la base di ogni pasto, apportando, oltre ai carboidrati complessi, anche fibre, una piccola – ma non piccolissima – quota di proteine vegetali e vitamine del gruppo B.

Passiamo ora ai condimenti. Non a caso si chiama anche «oro verde», perché le sostanze di cui è ricco, lo rendono più prezioso dell'oro: ecco a voi sua maestà l'**olio extravergine di oliva**. Perché è così speciale rispetto a tutti gli altri oli? Anzitutto per i grassi che contiene, in particolare l'acido oleico, dalle proprietà protettive per il sistema cardiovascolare, ma anche per i composti fenolici e la vitamina E, che agiscono come antiossidanti e prevengono i tumori e molte altre malattie croniche. Tutte le sue proprietà sono preservate dalla spremitura a freddo, quindi diffidate da qualsiasi prodotto che non sia *extravergine*. Sempre nel gruppo dei grassi buoni troviamo la **frutta secca a guscio** – noci, mandorle, anacardi, nocciole e pistacchi – che contiene, oltre al 50% di grassi prevalentemente insaturi, anche una buona percentuale di proteine (pari a circa il 20%), fibre e minerali, come calcio, potassio e magnesio. Sia l'olio extravergine di oliva che la frutta secca sono caratterizzati da un'elevata densità energetica, quindi è necessario prestare attenzione alle dosi. La buona notizia è che i grassi in essi contenuti favoriscono la sazietà, aiutandoci a non spiluccare di continuo, e riducono il carico glicemico del pasto.

La nostra lista dei sì sta per terminare. Fin qui abbiamo incontrato solo alimenti di origine vegetale, in accordo con le recenti linee guida che indicano di prediligere fonti proteiche vegetali, con una sola e unica eccezione: il **pesce**. I grassi in esso contenuti, infatti, sono così speciali che possiamo farli rientrare a pieno titolo nella categoria degli alimenti sì. Il loro nome è noto a tutti: sono i grassi omega 3, particolari lipidi polinsaturi che ci proteggono dai tumori, dalle malattie metaboliche, cardiovascolari e neurodegenerative, capaci di migliorare la salute del microbiota e che mantengono giovani le nostre cellule, agendo così anche sull'aspettativa di vita. Con l'accortezza di limitare il consumo di pesci di grosse dimensioni, come lo spada e il tonno fresco, a causa della possibile contaminazione con metalli pesanti, e di scegliere il pesce azzurro, bianco e il salmone (meglio se pescato), possiamo tranquillamente concedercene da 2 a 4 porzioni a settimana.

E alimenti no

Nella *top three* degli alimenti da limitare, troviamo la **carne** e i suoi derivati. Se dovessimo fare una graduatoria all'interno di questa categoria direi che le prime da ridurre sono le carni lavorate – salumi, affettati, insaccati, würstel, salsicce e tutte le carni sottoposte a salagione, stagionatura, fermentazione o affumicatura – dal momento che, se mangiate in quantità eccessive, possono favorire il processo di trasformazione tumorale a livello dell'apparato gastrointestinale. In seconda posizione metterei le carni rosse, che diventano pericolose soprattutto se cotte alla griglia o barbecue e bruciacchiate. Le sostanze generate dalla combustione, a lungo andare – quindi non per la grigliata di Pasquetta, ma se lo facciamo tutte le settimane – aumentano la probabilità di ammalarsi di tumore al colon-retto. I tagli di carne più grassi, inoltre, contengono ingenti quantità di grassi saturi e colesterolo, pericolosi per il sistema cardiovascolare. In ultima posizione lascerei le carni bianche, generalmente magre e leggere, che però contengono comunque elevate quantità di proteine animali, che sarebbe bene limitare. Inoltre, sono spesso ottenute da allevamenti intensivi che fanno largo uso di antibiotici e mangimi di scarsa qualità, riducendo così anche le proprietà nutrizionali del prodotto finale. Quando decidete di mangiare carne, quindi, assicuratevi della sua qualità e provenienza.

Nella lista degli alimenti no compaiono anche il **latte** e i suoi derivati. Qui, però, è necessario fare dei distinguo: alcuni derivati, infatti, hanno delle particolari proprietà probiotiche, che li rendono adatti a un uso quotidiano. Parlo dello yogurt e del kefir, due prodotti ottenuti dalla fermentazione del latte da parte di lattobacilli e altri microrganismi, che favoriscono il benessere del microbiota e di tutto l'organismo. Altri latticini e formaggi, invece, dovrebbero essere limitati a un uso occasionale. L'abitudine – ormai sempre più diffusa – di «caricare» di formaggi praticamente ogni preparazione salata è certamente poco salutare, dal momento che il formaggio è ricco di proteine animali, grassi saturi e colesterolo. Sento già le nonne dire «bevi il latte e mangia il formaggio se vuoi denti e ossa forti». In effetti, soprattutto in passato, il consumo di latticini è stato fortemente incentivato per l'elevato apporto di calcio. Ebbene, sappiate che possiamo tranquillamente limitare il loro uso, senza rischiare di incorrere in carenze. Esistono, infatti, molte altre fonti (spesso più salutari) da cui possiamo ricavare il calcio, come il cavolo nero, i semi di sesamo, le mandorle, la soia, le alici e le acque minerali calciche.

A conclusione della nostra carrellata di prodotti da ridurre dedichiamo qualche riga ai **cibi ultra-processati**. Si tratta di alimenti composti da cinque o più ingredienti, che passano attraverso un processo di produzione industriale per migliorarne il gusto, la conservabilità e renderli pronti all'uso o rapidamente consumabili (con cotture di pochi minuti). Secondo la classificazione NOVA, che ha introdotto queste categorie, gli alimenti si possono distinguere in 4 gruppi: i non processati o minimamente processati, gli ingredienti culinari, i cibi lavorati e, infine, i prodotti ultra-processati. Le recenti ricerche mostrano che consumare abitualmente cibi ultra-processati aumenta il rischio di malattie cardiovascolari e cerebrovascolari (come l'ictus), ipertensione, sindrome metabolica, sovrappeso e obesità, diabete e diabete gestazionale in gravidanza e favorisce l'invecchiamento precoce delle cellule. In questo calderone finiscono tutte le merendine, dolciumi, snack salati, bibite, salse e prodotti pronti all'uso, alle volte dall'aspetto apparentemente sano, come polpette veg e burger di verdure, che in realtà nascondono zuccheri, sale, coloranti, conservanti, addensanti, edulcoranti, aromi, grassi poco salutari e altri additivi. Se siano i singoli ingredienti a farci male o il loro mix è ancora tutto da scoprire. Certamente un consumo eccessivo di prodotti ultra-processati induce facilmente a superare i limiti di sale e zucchero consigliati dalle linee guida: 5 g di sale al giorno (2 g di sodio) e 25 g di zuccheri semplici (o 5% dell'apporto energetico totale). Ma sembra che non sia solo questo il problema! Recenti studi hanno confrontato gruppi diversi di persone che assumevano le stesse calorie e con la stessa proporzione di macronutrienti, ma che si differenziavano per la fonte: un gruppo mangiava prevalentemente prodotti ultra-processati, l'altro gruppo invece li escludeva completamente dall'alimentazione. Sembrerà strano, ma pur a parità di calorie e macronutrienti, il gruppo degli ultra-processati ingrassava di più. Secondo gli scienziati, la chiave sta nel microbiota, che viene influenzato negativamente da un'alimentazione ricca di prodotti ultra-processati e predispone all'obesità. L'eccesso di grassi e zuccheri, poi, fa il resto!

Il mio bicchiere è sempre mezzo pieno

Il benessere non passa solo dal cibo. Mangiare bene è il punto di partenza, ma non basta: dobbiamo dare all'organismo la giusta dose di liquidi. Una buona idratazione è indispensabile alle nostre cellule per funzionare. L'acqua interviene in tutte le reazioni chimiche dell'organismo, è il componente principale dei nostri tessuti e agisce come lubrificante in diverse strutture del corpo. Per idratarsi la scelta migliore è sempre e comunque l'acqua, magari selezionando quella più adatta a noi tra le tante acque minerali disponibili (per saperne di più, fate un salto al capitolo dedicato alle diete liquide). E se siete della tribù «l'acqua non sa di niente, preferisco qualcosa di più saporito», vi dico che la scelta di tisane tra cui spaziare è pressoché infinita. Infatti, le tisane – ottenute come infusi o decotti – non sono altro che acqua con sostanze benefiche rilasciate dalle piante. L'importante, però, è che non aggiungiate zuccheri, sciroppi e altri dolcificanti.

Bere la giusta quantità di liquidi favorisce la digestione, l'eliminazione delle scorie e il benessere intestinale, protegge il cuore e le articolazioni e ci permette di regolare correttamente la temperatura corporea. Inoltre, fa sentire più sazi! Consiglio sempre ai miei pazienti di bere un bicchiere di acqua tutte le volte che hanno fame: molto spesso, infatti, confondiamo la fame con la sete e iniziamo a mangiare, quando invece avremmo solo bisogno di bere. Per la stessa ragione suggerisco di iniziare il pasto e la giornata con un bel bicchiere di acqua.

Cosa intendiamo per «giusta quantità» di liquidi? Se vogliamo essere precisi possiamo dire che corrisponde in media a 1 ml di acqua ogni chilocaloria di energia introdotta, ovvero circa 2 litri al giorno, da aumentare però in caso di forte sudorazione dovuta al caldo o all'attività fisica intensa. Allo stesso modo, è bene incrementare l'assunzione di liquidi in gravidanza e in allattamento o in caso di patologie che provocano disidratazione, come la diarrea e il vomito. Una buona strategia per capire se siete ben idratati è osservare il colore delle urine: giallo chiaro o oro va bene, se invece è più scura, è possibile che siate leggermente disidratati.

Un 'condimento' speciale per il nostro benessere: l'attività fisica

Dopo aver capito come mangiare e come bere per mantenerci in salute, dobbiamo aggiungere un condimento speciale ai nostri pasti, l'attività fisica. Che muoversi faccia bene alla salute lo sanno tutti, anche i bambini, ma perché fa così bene?

Per chi deve perdere peso (o mantenere nel tempo i risultati della dieta), l'esercizio fisico aiuta a portare in negativo il bilancio energetico, aumentando le uscite. Ogni volta che mettiamo in movimento i nostri muscoli, spendiamo energia in misura direttamente proporzionale allo sforzo. Nella tabella che segue, alcune attività fisiche con il corrispondente dispendio energetico.

Attività	Dispendio energetico (kcal/min)
Stare seduto inattivo	1,1-1,4
Stare al computer	1,2-1,5
Leggere	1,2-1,5
Guardare la tv	1,2-1,5
Stare in piedi inattivo	1,3-1,6
Camminare lentamente	2,5-3,3
Camminare velocemente	3,4-4,4
Andare a cavallo (passo)	3-4,2
Stirare	3,2-4,1
Giocare a pallavolo	3,5
Zappare	3,8-4,9
Pulire i pavimenti	4,0-5,1
Giocare a golf	4,0-5,1
Salire le scale	4,5-5,8
Andare in bicicletta	5,1-6,5
Ballare	6-8,3
Sciare	6-8,3
Andare in skateboard	6-8,3
Nuotare (stile libero)	6,7-7,7
Giocare a calcio	7,3-9,3
Giocare a tennis	7,7
Giocare a basket	9,8

Tabella 3. Attività fisica e dispendio energetico (da CREA, *Linee guida per una sana alimentazione*. Novembre, 2019 – ISBN 9788833850375; Katz DL. 'Unfattening our children: forks over feet', *Int J Obes* (Lond). 2011 Jan;35(1):33-7).

Inoltre, l'attività fisica contribuisce a modificare la composizione corporea, aumentando la massa muscolare. Ricordate quando parlavamo di metabolismo basale? I muscoli consumano di più della massa grassa e quindi ci permettono di bruciare più energia anche in condizioni di riposo.

L'esercizio fisico deve essere adeguato al livello di allenamento e allo stato di salute della persona. È bene sempre iniziare con attività semplici e non eccessivamente faticose, per poi alzare il livello man mano che l'organismo diventa sempre più allenato. Se non siete grandi sportivi e avete uno stile di vita sedentario non serve strafare né spendere tanti soldi: iniziate con delle passeggiate, ad esempio andando a prendere i bambini a scuola a piedi o parcheggiando l'auto distante, oppure andate al lavoro in bicicletta. In molte città esistono i gruppi di cammino che permettono di restare in forma coniugando l'attività fisica a un momento di socialità e di incontro. E ancora, si può smettere di usare l'ascensore, giocare fuori con i bambini e con i nostri amici a quattro zampe e si può sostituire l'aperitivo dopo il lavoro con una passeggiata rilassante insieme ai colleghi. Basta poco per essere più attivi, forse all'inizio sarà necessaria un po' di forza di volontà, ma il corpo sa cosa lo fa stare bene e si muove naturalmente in quella direzione. Nel giro di poco, appena sentirete i vostri sforzi ripagati in energia, benessere e buonumore, vi accorgerete di cercare e trovare, in modo del tutto spontaneo, sempre più occasioni per muovervi. Provare per credere!

L'esercizio fisico non serve solo a chi vuole dimagrire. Ci sono migliaia di studi, pubblicati ormai da decenni, che mostrano come fare movimento allunghi la vita e ritardi l'insorgenza di moltissime malattie croniche. Pensate che addirittura Ippocrate nel V secolo a.C. ne aveva riconosciuti i benefici, affermando che «tutte le parti del corpo, se usate con moderazione ed esercitate nei lavori a cui ciascuno è abituato, diventano sane e ben sviluppate e invecchiano lentamente; ma se restano inutilizzate e lasciate inattive, diventano soggette a malattie, difettose nella crescita e invecchiano rapidamente». Una recente revisione della letteratura ha riportato che le malattie o le condizioni patologiche che possono essere prevenute o ritardate grazie all'esercizio fisico sono ben 40! Ve ne cito solo alcune: tumore al seno, all'endometrio, all'ovaio e al colon-retto, fratture alle ossa, declino cognitivo, infarto, stipsi, depressione, ansia, diverticolite, trombosi venosa profonda, diabete di tipo 2, ipertensione, disfunzione erettile, sindrome dell'ovaio policistico, osteoporosi, artrite reumatoide, ictus, fegato grasso, dolore, diabete gestazionale e preeclampsia. La scienza ora sta cercando di scoprire quali meccanismi molecolari l'attività fisica utilizza per riuscire a migliorare in modo così spettacolare la qualità della nostra vita.

SECONDA PARTE
IL DIGIUNO

A chi pensa che quello del digiuno sia un argomento di moda, l'ennesima, rispondo subito che si sbaglia. Come vedremo, di questa pratica che affonda le radici nella storia dell'umanità la scienza sta dimostrando i vantaggi sul piano della salute, e ultimamente la sta studiando anche come vera e propria strategia nutrizionale, da abbinare a protocolli di cura delle patologie più diffuse, dal tumore al diabete, oltre naturalmente all'obesità. Ma proprio la potenza del digiuno come strumento di prevenzione e di cura ci consiglia prima di tutto di non affrontare l'argomento in modo superficiale, con strategie fai da te che possono risultare davvero pericolose. Ecco perché la prima raccomandazione che devo farvi, e che non mi stancherò di ripetere, è che se intendete intraprendere qualsiasi forma di digiuno dovete assolutamente parlarne con il vostro medico, che nel caso vi indirizzerà da uno specialista.

Ma vediamo innanzitutto in cosa consiste il digiuno, iniziando da una semplice definizione: per digiuno si intende l'astinenza volontaria da alcuni tipi (o da qualunque tipo) di cibo e/o bevanda per ragioni terapeutiche, spirituali e politiche. Sì, politiche: basti pensare a Gandhi e, ancora prima, alle suffragette, le esponenti del movimento che in Gran Bretagna promosse l'accesso delle donne al voto. Ma le forme più antiche di digiuno si ritrovano nelle tradizioni religiose di tutto il mondo, come pratica di purificazione del corpo e dello spirito e di espiazione dei peccati.

La credenza, diffusa tra gli antichi greci, che il cibo fosse una porta per le forze demoniache, ha contribuito a rafforzare la popolarità del digiuno e a conferirgli una connotazione 'catartica'. L'astensione dal cibo era parte di qualunque rituale di preparazione all'incontro con il divino e con le forze soprannaturali. Attraverso il digiuno si poteva entrare nel mondo dell'estasi, del sogno e delle visioni. Diversi filosofi e pensatori hanno esaltato le virtù del digiuno: a partire da Pitagora, Abaris ed Epimenide nell'antica Grecia, fino a Mosè, Elia e Giovanni Battista in tempi biblici, riconoscendone il valore a fini religiosi. Nell'Antico Testamento il digiuno era una pratica con cui il profeta si preparava alla rivelazione divina: lo stesso Gesù ha digiunato per 40 giorni nel deserto, sebbene nella Bibbia non vi sia una vera e propria prescrizione per il cristiano su come condurre il digiuno, se non di farlo in via privata e umile. Guardandoci intorno, anche oggi, vediamo tantissimi esempi di digiuno religioso: il Ramadan di tradizione islamica, il digiuno buddista, i diversi digiuni dei Cristiani ortodossi e il digiuno di Daniele.

Nel mondo islamico il Ramadan è uno dei cinque pilastri che scandiscono la vita del fedele e che, nel mese dedicato a questa pratica, consente al musulmano di purificare la sua anima. Ogni anno, per un periodo variabile da 28 a 30 giorni, tutte le persone di fede islamica – con la sola eccezione dei bambini, degli infermi, di coloro che viaggiano e delle donne in gravidanza, in allattamento o nel periodo delle mestruazioni – devono astenersi da cibo e acqua dall'alba al tramonto. Durante il Ramadan, i due pasti principali dei fedeli avvengono prima dell'alba e dopo il tramonto e sono generalmente basati su piatti della tradizione islamica. Il numero di ore di digiuno dipende dal periodo dell'anno e dall'area geografica. Ad esempio, nel 2015, il Ramadan è caduto nel mese di giugno, e i fedeli in Australia hanno digiunato per 11 ore, contro i musulmani norvegesi, che hanno trascorso ben 22 ore ogni giorno senza bere né mangiare! Trattandosi di un tipo di digiuno che va controcorrente rispetto ai normali ritmi luce-buio (non dimentichiamo che il nostro organismo è geneticamente programmato per mangiare e svolgere attività nelle ore di luce e digiunare e dormire nelle ore di buio), durante il Ramadan vengono alterati sensibilmente i ritmi di sonno e di veglia.

Gli ortodossi praticano una particolare forma di digiuno, con astensione da carne, pesce, derivati del latte, olio di oliva e alcol, per diversi periodi durante l'anno, tra cui la Santa e Grande Quaresima, i 40 giorni che precedono il Natale e i primi 14 giorni di agosto, per un totale di circa 180-200 giorni l'anno. In questi periodi l'alimentazione del fedele si basa su verdura, frutta, legumi, cereali e noci. I buddisti, invece, durante il digiuno rinunciano a tutte le proteine animali, con la sola eccezione del latte, ed evitano alcuni ortaggi come aglio, cipolla, porro ed erba cipollina.

La forma di digiuno religioso che più si avvicina alla moderna digiunoterapia è quella praticata dal profeta Daniele, ed è ben documentata nell'Antico Testamento. Si narra che il profeta, alla corte del re di Babilonia Nabucodònosor, rifiutò il vino e i cibi prelibati offerti dal sovrano e si alimentò solo con verdure fresche, frutta, legumi, noci e cereali. Dopo alcune settimane, Daniele e i suoi discepoli godevano di salute e aspetto migliori di tutti i giovani che avevano mangiato i cibi squisiti del re. Ancora oggi il digiuno di Daniele è praticato dai membri delle comunità evangeliche e presbiteriane americane, con il nome altisonante di 'dieta di Dio', ed è in voga come metodo disintossicante, per purificare corpo e spirito rispettando i precetti dei testi sacri.

Da un punto di vista storico, Daniele non è stato certamente l'unico a professare i benefici del digiuno per la salute. All'inizio del diciannovesimo secolo il medico statunitense Edward Hooker Dewey, nel libro *The true science of living* (in italiano 'La vera scienza del vivere'), discute la sua teoria sull'origine delle malattie. Ogni patologia che affligge il genere umano, scrive Dewey, è causata da un eccesso di alimentazione rispetto alla disponibilità di succhi gastrici. La cura per eccellenza, quindi, non può che essere l'astensione dal cibo per periodi di tempo più o meno lunghi. Non a caso, Dewey è considerato da molti il padre della digiunoterapia. Vedremo nel prossimo paragrafo se la moderna ricerca scientifica ha confermato le teorie di Dewey e quali sono gli effetti del digiuno sulla salute.

I benefici e i diversi tipi

Dopo secoli in cui il digiuno è stato quasi esclusivamente utilizzato in ambito religioso, quale mezzo di purificazione spirituale, o politico, come forma di protesta, a partire dai primi anni del 2000 la comunità scientifica ha iniziato seriamente a interessarsi a questa pratica. In quel periodo, infatti, sono apparsi i primi studi sui lieviti – per intenderci, gli stessi microrganismi che usiamo per fare la pizza e per produrre il vino – che hanno mostrato, con grande sorpresa degli sperimentatori, che in presenza di una moderata carenza di nutrienti, il lievito non solo non moriva, ma al contrario viveva molto più a lungo dei suoi 'fratelli' abituati a una tavola molto più ricca.

In assenza di nutrienti, diversi esseri viventi mettono in pratica una varietà di adattamenti differenti con lo scopo di sopravvivere fino a quando nell'ambiente non saranno ripristinate le condizioni ottimali. Alcuni organismi molto semplici producono spore che resistono nell'ambiente per lungo tempo, altri riducono il loro metabolismo e vanno in letargo, altri ancora smobilitano le riserve energetiche di carboidrati, grassi e proteine per produrre il glucosio necessario al corpo per vivere.

Vista una tale varietà di risposte, dopo aver osservato l'allungamento della vita media dei lieviti in restrizione calorica, sono stati condotti studi anche sui moscerini della frutta, i roditori e i mammiferi di maggiori dimensioni, tra cui anche l'uomo.

Le ricerche hanno così svelato uno dei meccanismi più affascinanti che a oggi sia stato scoperto, ossia l'autodigestione e rigenerazione, in lessico tecnico detta **autofagia**. Che le cellule fossero in grado di autodigerirsi e ricostruirsi a partire dalle loro 'ceneri' era un fenomeno già noto da tempo, ma che il digiuno fosse un potentissimo induttore di questo meccanismo era invece una novità assoluta.

In carenza di nutrienti, infatti, le cellule meno efficienti, perché vecchie, danneggiate o alterate (come quelle tumorali) non riescono a sopravvivere e muoiono. Le cellule sane invece vanno incontro a una modifica del loro metabolismo e iniziano a utilizzare altre vie biochimiche per la produzione di energia. Queste vie includono la digestione delle scorte di glicogeno, lo zucchero immagazzinato nel fegato e nei muscoli, e successivamente dei grassi e delle proteine, per sintetizzare le molecole indispensabili al cervello e al resto del corpo per funzionare. Contemporaneamente, le cellule staminali ricevono nuovi stimoli che le inducono a dividersi per creare le nuove cellule che rimpiazzeranno quelle morte. E ancora, la riduzione dell'insulina e l'attivazione dell'autofagia stimolano il sistema immunitario a funzionare in modo più efficiente nell'eliminare sostanze dannose, cellule alterate e patogeni. Tutto questo 'movimento' ha come conseguenze un ringiovanimento generale dell'organismo, una minore incidenza dei tumori, una maggiore resistenza agli stress, una riduzione dell'infiammazione, un migliore controllo della glicemia e la promozione della plasticità del cervello. Ecco perché i lieviti e gli altri organismi che digiunavano vivevano più sani e più a lungo!

Attenzione però: non vorrei che, dopo aver letto questi risultati entusiasmanti, vi venisse la voglia di smettere di mangiare per testare subito gli effetti del digiuno. Non fatelo! Il solo digiuno, infatti, inteso come astensione dal cibo per uno o più giorni, senza supervisione medica e senza che questo sia inquadrato in un intervento nutrizionale strutturato, non solo potrebbe non dare i risultati sperati, ma, al contrario potrebbe rivelarsi anche controproducente e pericoloso per la salute. Inoltre, per alcune persone il digiuno è controindicato: anziani ultrasettantacinquenni, donne in gravidanza e in allattamento, bambini, adolescenti e persone con una storia di disturbi alimentari. In tutti questi casi, se il digiuno e i suoi benefici vi affascinano, parlatene con il vostro medico o con il nutrizionista, che saprà certamente consigliarvi altre strategie per controllare il peso e migliorare la vostra salute.

Vediamo ora i diversi tipi di digiuno i cui effetti sono stati e sono ancora oggetto dell'interesse della scienza, e che possiamo quindi considerare affidabili e praticabili. Non esiste infatti un solo tipo di digiuno: sin dall'antichità diverse culture, tradizioni e scoperte scientifiche hanno fatto sì che apparissero e si sviluppassero tanti modi di astenersi dal cibo e dalle bevande. Quando parliamo di digiuno, quindi, intendiamo un insieme molto vasto di pratiche, anche molto diverse tra loro e, per questo, ritengo sia davvero importante fare un po' di chiarezza.

Alimentazione a restrizione temporale (TRF)

Parliamo di alimentazione a restrizione temporale o TRF, dall'inglese *time restricted feeding*, per indicare le pratiche che limitano il numero di ore in cui è possibile mangiare. Un esempio di questo regime è il **digiuno 16:8**, in cui si mangia solo per 8 ore nel corso della giornata, mentre per le restanti 16 si digiuna. Qui non ci sono restrizioni su cosa o quanto mangiare, ma solo sul *quando*. Questo tipo di digiuno, specialmente nella variante **12:12** (ad esempio, prima colazione alle 8 e conclusione della cena alle 20) è facile da praticare e può essere un buon inizio per familiarizzare con la restrizione temporale. Va ricordato inoltre che il sonno notturno non può che beneficiare di una buona digestione. A volte questo tipo di digiuno viene associato a regimi dietetici controllati.

Digiuno intermittente: a giorni alterni

Nel digiuno intermittente si alternano giorni in cui si mangia normalmente a giorni di digiuno, intesi, a seconda dei diversi protocolli, come astensione totale dal mangiare, oppure divieto di assumere alcune categorie di alimenti, o ancora di restrizione calorica. Nella varietà di metodi di digiuno intermittente disponibili, ho selezionato le due tipologie maggiormente documentate in letteratura scientifica, ampiamente utilizzate anche nella pratica clinica: il digiuno a giorni alterni e la dieta mima-digiuno.

Nel digiuno a giorni alterni le giornate di alimentazione libera seguono e precedono i giorni di digiuno. Generalmente durante il digiuno viene fortemente ridotto l'introito calorico, pari a 500 kcal per le donne e 600 kcal per gli uomini. Negli altri giorni, invece, l'alimentazione è libera, sia nella scelta degli alimenti, sia per il quantitativo energetico totale. La forma di digiuno a giorni alterni più praticata è la **dieta 5:2**, così chiamata perché, ogni settimana, 2 giorni non consecutivi sono di digiuno e gli altri 5 di alimentazione normale. Si tratta di un regime alimentare molto noto nel Regno Unito e negli USA, grazie al medico e giornalista inglese Michael Mosley, che ne ha reso noti i benefici. Per chi intraprende questa dieta allo scopo di dimagrire, è importante ricordare che la perdita di peso attesa non supera quella di un regime ipocalorico continuo, anche se ha il vantaggio di stimolare l'autofagia e di 'tenervi a dieta' solo per due giorni alla settimana, senza privarvi dei piaceri della tavola. Mosley suggerisce di scegliere i due giorni 'a stecchetto' sulla base delle nostre abitudini: ad esempio, il giovedì potrebbe essere il primo giorno di digiuno in preparazione al finesettimana, e il lunedì quello in cui si 'recupera' dagli eccessi di cene con gli amici e i famigliari o gite fuori porta con lunghe soste al ristorante. Una variante 'nostrana' del digiuno a giorni alterni è quella che recupera la tradizione dei nostri nonni del 'giorno di magro', proposta dal dottor Stefano Erzegovesi.

Digiuno intermittente: DMD (Dieta mima-digiuno)

La dieta mima-digiuno (DMD) è stata sviluppata da Valter Longo, biologo italiano, direttore del *Longevity Institute* della University of Southern California di Los Angeles. Longo e il suo team di scienziati, dopo aver dimostrato gli effetti del digiuno su una varietà di modelli sperimentali e nell'uomo, hanno ideato un piano nutrizionale per 'mimare' gli effetti del digiuno sull'organismo, pur mantenendo un introito calorico minimo. La dieta, da seguire sotto controllo medico più volte nel corso dell'anno, consiste in 5 giorni di alimentazione a base di cibi integrali e di origine vegetale, con uno specifico rapporto tra proteine, carboidrati e grassi. Il primo giorno il piano prevede un menù da circa 1100 kcal, che diminuiscono a 725 kcal i giorni seguenti. A seconda dell'obiettivo – longevità, prevenzione dei tumori, prevenzione delle malattie cardiovascolari, preparazione dell'organismo a un intervento chirurgico o alla chemioterapia – la DMD può essere ripetuta con una frequenza che va da una volta al mese a una volta ogni sei mesi.

Digiuno prolungato

L'ultima forma di digiuno di cui vorrei parlarvi è il digiuno prolungato. Si tratta della pratica più antica tra tutte quelle analizzate e prevede l'astensione da qualunque tipo di cibo per un periodo continuativo di almeno 4 giorni. Gli studi animali hanno mostrato che il digiuno prolungato causa cambiamenti nel metabolismo e nell'equilibrio ormonale, a causa delle modifiche che produce sull'ipotalamo, il centro di controllo del sistema endocrino e del sistema nervoso autonomo. Quando sono sottoposti a un digiuno di almeno 3 giorni, gli animali – uomo compreso – modificano l'attivazione del sistema infiammatorio, riducendo le molecole infiammatorie circolanti di più del 30%. Questa modulazione produce effetti benefici a livello di tutto l'organismo, oltre a stimolare la mobilitazione delle scorte di lipidi e favorire il dimagrimento. Nonostante gli aspetti positivi, è una pratica molto difficile da attuare nel lungo periodo e, per alcuni, anche pericolosa a causa di numerosi effetti collaterali.

In questa tabella riassumo i tipi di digiuno di cui abbiamo parlato. Nei paragrafi successivi vedremo come il digiuno, sotto diverse forme, sia oggi al centro della ricerca nella lotta contro alcune patologie.

	Alimentazione a restrizione temporale	Digiuno intermittente		Digiuno prolungato
		Digiuno a giorni alterni	Dieta mima-digiuno	
Definizione	Schema alimentare in cui ogni giorno si mangia in una finestra temporale di 8-12 ore o meno e si digiuna nelle restanti ore.	Schema alimentare in cui si digiuna a giorni alterni o in giorni specifici della settimana. Nei giorni in cui non si digiuna si segue un'alimentazione libera.	Schema alimentare in cui in particolari periodi dell'anno si seguono 5 giorni di restrizione calorica.	Digiuno continuativo per un tempo che va dai 4 ai 7 giorni. Nell'uomo sono disponibili pochissimi studi che analizzano periodi più lunghi di 7 giorni.
Caratteristiche	Limitando il numero di ore della giornata in cui è possibile mangiare, spesso si riduce l'introito calorico totale, anche se non è necessariamente richiesta una restrizione calorica.	Si digiuna un giorno e si mangia normalmente il giorno successivo. La restrizione calorica avviene solo nei giorni di digiuno, mentre gli altri giorni l'alimentazione è libera.	I 5 giorni di restrizione calorica sono consecutivi. Durante i giorni di digiuno si evitano, inoltre, diverse categorie di alimenti.	Durante i giorni di digiuno consecutivi generalmente è consentita solo acqua.
Come viene praticato	I due protocolli più utilizzati sono il 12:12, in cui si alternano 12 ore di digiuno notturno a 12 ore in cui è possibile alimentarsi, e il 16:8 in cui le ore di digiuno aumentano a 16.	Il protocollo maggiormente utilizzato è il 5:2, in cui in ogni settimana si seguono due giorni non consecutivi di digiuno, mentre si mangia normalmente gli altri 5 giorni.	Nei giorni di restrizione si segue una dieta vegana, con una precisa quantità di grassi, proteine e carboidrati. il primo giorno da circa 1100 kcal, che diminuiscono a circa 725 gli altri 4 giorni.	Non sono disponibili protocolli comunemente impiegati. Si pratica osservando periodi di digiuno di lunghezza variabile, in cui è vietata l'assunzione di cibi solidi.

Tabella 4. I principali tipi di digiuno e loro caratteristiche.

Digiuno e diabete

Forse non lo sapete, ma il diabete di tipo 2 è attualmente la patologia a più rapida crescita nel mondo. Il diabete di tipo 2 (quasi il 90% dei casi di diabete) è una malattia metabolica caratterizzata dall'eccesso di zuccheri nel sangue, e purtroppo si sta sempre più diffondendo, perché in molti casi è legata a uno scorretto stile di vita: le persone sovrappeso, che non praticano esercizio fisico e hanno un'alimentazione ricca di zuccheri e grassi saturi hanno un serio rischio di contrarla. Gli studi, in particolare quelli del diabetologo Roy Taylor dell'Università di Newcastle, hanno dimostrato che perdere peso, e farlo rapidamente come avviene praticando il digiuno, aiuta la maggior parte dei pazienti che soffrono di diabete a ridurre i livelli di zucchero nel sangue e a volte a portarli alla normalità fino a smettere di assumere medicinali. Lo studio condotto da Taylor prevedeva una dieta da 800 calorie al giorno per un massimo di 10 settimane, grazie alla quale si metteva in pratica la capacità del digiuno di 'riprogrammare' le cellule del pancreas che producono insulina. Al termine della dieta, ovviamente, si chiedeva alle persone sottoposte allo studio di cambiare tipo di alimentazione, evitando i cibi che erano stati all'origine del loro disturbo, e di praticare regolarmente attività fisica. Nonostante i numerosi effetti positivi del digiuno e della restrizione calorica, è importante ricordare che i soggetti diabetici possono praticarli solo se seguiti da un medico che monitori costantemente la glicemia, valuti l'eventuale necessità di modificare il dosaggio dei farmaci e calibri correttamente la dieta sulla base delle necessità del paziente.

Digiuno e infiammazione

Fra le conseguenze di un'alimentazione scorretta, in particolare di un eccesso di calorie introdotte con il cibo, c'è l'infiammazione cronica. La risposta infiammatoria è un importante meccanismo di difesa del nostro organismo nel caso delle cosiddette infezioni acute, ma quando si cronicizza provoca gravi danni all'organismo stesso. Il digiuno, in particolare quello intermittente, ha capacità di ridurre o 'spegnere' l'infiammazione, e uno studio condotto presso la Icahn School of Medicine del Mount Sinai Hospital di New York ha indagato sul meccanismo che ne spiega il perché: il digiuno intermittente ridurrebbe la quantità di monociti circolanti, cellule del sangue capaci di attivare l'infiammazione. Lo studio ha osservato che a indurre una maggior produzione di monociti nel midollo osseo è proprio l'alimentazione scorretta, in particolare troppo ricca di zuccheri e di proteine rispetto a un corretto fabbisogno. Durante il digiuno, i monociti cadono in una sorta di 'letargo'; il digiuno non solo riduce l'attività metabolica e infiammatoria di queste cellule, ma anche, e drasticamente, il numero di monociti circolanti. A questo si aggiunge un altro dato importante: la riduzione dell'infiammazione cronica non impedisce ai monociti di svolgere la loro funzione in caso di infezioni acute.

Digiuno e cancro

Una delle frontiere della ricerca sul digiuno riguarda gli effetti di questa pratica nella cura dei tumori e la prevenzione delle recidive. Dei tantissimi studi che potrei citarvi e che troverete ben documentati nella bibliografia in fondo al libro, voglio raccontarvi i risultati di un recentissimo trial clinico che si è svolto in Olanda e che ha coinvolto circa 130 pazienti affette da tumore al seno. Metà delle donne che hanno partecipato all'indagine sono state invitate a seguire cicli di dieta mima-digiuno in concomitanza della chemioterapia, mentre l'altra metà ha continuato ad alimentarsi normalmente. Nonostante un certo numero di pazienti non abbia aderito correttamente alla dieta, i risultati per le donne nel gruppo sottoposto alla mima-digiuno sono stati a dir poco stupefacenti: la completa regressione del tumore si è verificata nel 53% delle donne che hanno digiunato durante la chemioterapia, contro l'8% per le pazienti che hanno ricevuto chemioterapia senza modificare la loro dieta.

Questo studio olandese è considerato uno dei lavori più grandi ed esaustivi nei pazienti oncologici sottoposti a digiuno, ma la strada della ricerca è ancora lunga. Benché siano disponibili tantissimi studi preclinici, condotti cioè in modelli sperimentali diversi dall'uomo, sui pazienti ci sono ancora poche ricerche, che coinvolgono in genere numeri di soggetti piuttosto bassi. È possibile che in un futuro – forse non troppo lontano – il digiuno entrerà nelle terapie oncologiche standard come coadiuvante di chemio, radio e immunoterapia, ma a oggi si tratta ancora di cure sperimentali, da valutare attentamente caso per caso.

Ma vediamo come agisce il digiuno sulle cellule tumorali e sull'organismo intero: capiremo perché la scienza sta concentrando enormi sforzi ed energie in questa direzione.

Perché il digiuno ha questo effetto straordinario sulle cellule tumorali? Provate a pensare a un uomo primitivo, che non ha supermercati a disposizione e che non può decidere quando mangiare e quando digiunare. Ora immaginate che, per diverse ore o addirittura giorni, quest'uomo non riesca a trovare del cibo. Le sue cellule riceveranno il segnale che i nutrienti scarseggiano e che bisogna risparmiare energia. Questo segnale è esattamente quello che arriva anche alle nostre cellule sane che, grazie a migliaia di anni di evoluzione, hanno conservato la capacità di modificare il loro metabolismo in caso di 'carestia'.

Vediamo ora cosa accade alle cellule tumorali. Le mutazioni accumulate a causa della malattia le rendono insensibili a questi segnali di carestia, perciò le cellule del cancro continuano a moltiplicarsi molto velocemente diventando un facile bersaglio per la chemioterapia. In condizioni normali, infatti, i farmaci chemioterapici non sono specifici per le cellule tumorali, ma agiscono su tutte le cellule in rapida crescita, colpendo anche molte cellule normali, come quelle del sangue, della pelle e tante altre. In caso di digiuno, invece, la chemioterapia riesce a centrare in modo più preciso il bersaglio, perché attacca solo le cellule tumorali mentre quelle normali vengono risparmiate. Per citare le parole del collega Valter Longo, uno dei massimi esperti mondiali in tema di digiuno e cancro, il digiuno attiva uno 'scudo magico' nelle cellule sane, che le protegge dagli effetti della chemioterapia e che lascia indifese solo le cellule tumorali. Ed è magico proprio perché, grazie al digiuno, si ottiene il duplice effetto di rendere la chemioterapia più efficace verso le cellule tumorali e di ridurre contemporaneamente gli effetti collaterali. La nausea, il vomito e la diarrea si riducono fin quasi a scomparire, lo stesso per il mal di testa e i dolori addominali, la fatica, la debolezza e i fastidi alla bocca (ulcere e secchezza).

Ma non è tutto. Gli effetti della dieta non sono solo legati all'azione diretta sulle cellule tumorali, perché, come emerso da alcune recenti ricerche, il digiuno agisce anche sul sistema immunitario. Ogni volta che in un organismo le cellule tumorali riescono a moltiplicarsi, significa che sono riuscite a sfuggire ai normali sistemi di controllo e protezione. Immaginate di giocare a guardie e ladri: se i ladri (le cellule tumorali) riescono a farla franca e a svaligiare tutte le banche della città (cioè a moltiplicarsi e invadere i tessuti senza controllo) significa che le guardie non sono riuscite ad acciuffarli. Le guardie della nostra metafora sono le cellule del sistema immunitario che vengono in qualche modo ingannate dai ladri e lasciano che continuino indisturbati a commettere crimini. Se all'organismo somministriamo contemporaneamente digiuno e chemioterapia, da un lato rendiamo le cellule tumorali più deboli e vulnerabili, dall'altro permettiamo alle guardie di acquisire nuovi poteri che consentono loro di disarmare più efficacemente il nemico già sfiancato. Il risultato è che la chemioterapia diventa molto più efficace nella distruzione di tutte le cellule tumorali.

Probabilmente vi state chiedendo se è sicuro digiunare o mettersi a dieta quando si ha un tumore o forse state pensando che il paziente oncologico abbia bisogno di mangiare anche di più di una persona sana, per riprendere le forze, per sopportare meglio le terapie, per coccolarsi un po' in un momento difficile. Per quanto riguarda la sicurezza, è sempre importante evitare il fai-da-te e affidarsi a un'équipe di specialisti a cui collaborano oncologi, nutrizionisti, fisioterapisti e dietisti. Loro potranno determinare le condizioni terapeutiche più adatte per il paziente, decidere se e quale tipo di digiuno è praticabile, prescrivere una dieta adeguata, monitorare l'eventuale perdita di massa muscolare, intervenire con esercizi specifici per rinforzare i muscoli, stabilire un programma di attività fisica su misura e, in questo modo, evitare di mettere il paziente a rischio di malnutrizione e sarcopenia. Sull'abbondanza di cibo, invece, il senso comune ci porta proprio nella direzione sbagliata. Quando ci nutriamo più del necessario o scegliamo alimenti come i cosiddetti *comfort food* – i cibi coccola – ricchi di zuccheri semplici e grassi saturi spesso di origine animale, le cellule che andiamo a nutrire e rinforzare sono proprio quelle del cancro. Avide di zuccheri, grassi e di energia per sostenere la loro folle corsa verso l'invasione e la proliferazione, le cellule tumorali ricevono, grazie al surplus nutrizionale, ancora più stimoli verso la degenerazione maligna. Nutrire il paziente è essenziale, ma è importante farlo in modo da non alimentare proprio le cellule che vogliamo eliminare.

Veniamo allora ai consigli alimentari (e non solo) per il paziente oncologico.

Come fare ad affamare il tumore senza far morire di fame il paziente? Ecco alcune indicazioni che aiutano a curare al meglio l'alimentazione del paziente dopo una diagnosi di tumore. Il consiglio generale è di seguire una dieta prevalentemente vegana, in cui abbondano verdure e ortaggi di stagione possibilmente provenienti da agricoltura biologica; assumere limitate quantità di frutta, riducendo le porzioni, soprattutto se si tratta di frutti particolarmente zuccherini; mangiare ogni giorno cereali e pseudocereali integrali biologici, dando la precedenza ai cereali in chicco, alternandoli saltuariamente con pasta e pane integrali; utilizzare abbondanti quantità di olio extravergine di oliva; prediligere le proteine vegetali provenienti da legumi – limitando però il consumo di soia e derivati a non più di una volta alla settimana al massimo –, da noci e altra frutta secca a guscio e da semi. Per due o tre volte alla settimana si suggerisce di integrare l'alimentazione con una porzione di pesce povero di mercurio, non proveniente da allevamenti intensivi. Per ottenere il meglio dalla dieta, è preferibile consumare i pasti in un intervallo di circa 11 ore diurne – ad esempio dalle 8.30 del mattino alle 19.30 – e di digiunare nelle restanti 13 ore. Un'altra indicazione importante riguarda l'esercizio fisico, che deve essere praticato anche dal paziente oncologico, proprio per non perdere massa muscolare: l'ideale è abbinare sessioni di attività aerobica, come le passeggiate a passo sostenuto, il ballo o il nuoto, a esercizi specifici di rinforzo muscolare. Gli esperti suggeriscono inoltre di valutare, insieme all'équipe medica, se può essere utile sottoporsi a cinque giorni di dieta mima-digiuno nella settimana in cui si riceve la chemioterapia (ad esempio iniziando il ciclo 3 giorni prima dell'infusione e proseguendo fino al giorno successivo alla terapia) e se è necessario assumere saltuariamente integratori multivitaminici, di probiotici e/o di grassi omega 3. In alcuni casi, infatti, nonostante una dieta adeguata, dalle analisi di laboratorio risultano carenze, a volte legate alle terapie che possono interferire con l'assorbimento delle vitamine o alterare il microbiota. Assumere periodicamente specifici integratori può riequilibrare la situazione e sopperire alla temporanea carenza vitaminica o alla disbiosi.

CONSIGLI GENERALI PER IL PAZIENTE ONCOLOGICO

Alimenti sì	Alimenti no	Alimenti concessi in piccole quantità
• Verdura biologica • Cereali e pseudocereali integrali o semintegrali biologici a chicco (amaranto, avena, farro, frumento, grano saraceno, kamut, mais, miglio, orzo, quinoa, riso, segale) • Legumi • Olio extravergine di oliva • Frutta secca a guscio • Acqua e tisane senza zucchero	• Dolci • Zucchero • Dolcificanti artificiali • Burro e altri grassi saturi • Carni • Formaggi • Uova • Salumi • Alcolici • Eccesso di sale	• Pasta e pane integrali (possibilmente provenienti da agricoltura biologica) • Frutta biologica • Pesce povero di mercurio (pesce azzurro, pesce bianco, salmone) • Soia

Ogni giorno:

- Attività fisica aerobica (nuotare, camminare a passo svelto, ballare, correre, andare in bicicletta ecc.)
- Allenamento muscolare per braccia, gambe, glutei
- Mangiare in un intervallo diurno di 11 ore (ad esempio dalle 8.30 alle 19.30)
- Digiunare per circa 13 ore

Valutare con l'équipe medica se:

- Assumere periodicamente integratori alimentari multivitaminici, di sali minerali e/o di grassi omega 3
- Assumere periodicamente integratori alimentari di probiotici
- Praticare cicli di dieta mima-digiuno durante la chemioterapia e periodicamente al termine delle terapie

Tabella 5. Indicazioni per il paziente oncologico (elaborazione da Longo V., *Il cancro a digiuno*, Antonio Vallardi Editore 2021; Arends J., *et al.*, 'ESPEN guidelines on nutrition in cancer patients', *Clin Nutr*, 2017 Feb;36(1):11-48.

SOLO LIQUIDI

La dieta liquida, come lascia intendere il nome, è una dieta in cui è possibile assumere solo liquidi o alimenti che diventano liquidi a temperatura ambiente o corporea. Si tratta, nella maggior parte dei casi, di regimi alimentari prescritti dal medico solo per periodi limitati e che non devono essere protratti per un tempo superiore a quello indicato.

Il componente principale delle diete liquide è l'acqua e il loro scopo è generalmente mantenere stomaco e intestino leggeri, liberi e 'puliti', limitare l'affaticamento del sistema digestivo e, contemporaneamente, assicurare la corretta idratazione dell'organismo. Sembrerà strano ma, mentre possiamo sopravvivere senza cibo per giorni, non possiamo vivere senza acqua neanche per 48 ore. La ragione non è difficile da capire, se consideriamo che il nostro corpo è composto principalmente da acqua, che costituisce il 75% del peso nei neonati e il 55% negli anziani.

Anche se siamo abituati a considerare l'acqua un liquido trasparente, insapore e poco interessante, in realtà esistono tantissimi tipi di acque diverse, con proprietà, caratteristiche nutrizionali e sapori differenti. Avete letto bene, caratteristiche nutrizionali: infatti, nonostante il contenuto calorico dell'acqua sia pari a zero, essa è considerata a tutti gli effetti un alimento – un alimento essenziale per essere più precisi –

perché fonte di sali minerali indispensabili al nostro organismo, che il corpo non è in grado di sintetizzare da solo. Quali e quanti minerali? Tutto dipende dall'acqua che scegliamo, a seconda che optiamo per una *minimamente mineralizzata*, se il residuo fisso è inferiore a 50 mg/l – un tipo di acqua perfetta per la preparazione degli alimenti per i lattanti –, una *oligominerale*, con residuo fisso tra 50 e 500 mg/l – un'acqua molto versatile, adatta a bambini e adulti –, o una *medio minerale*, con un contenuto di sali compreso tra 500 e 1500 mg/l, ricca di calcio e magnesio, ottima per accompagnare il bambino e l'adolescente durante la crescita. Altre acque, con contenuti di sali superiori a 1500 mg/l, si differenziano in base all'elemento presente in elevata concentrazione: le calciche, ad esempio, sono perfette in gravidanza e per prevenire l'osteoporosi dopo i 50 anni. Chiedete, quindi, consiglio al medico, che potrà aiutarvi a scegliere l'acqua più adatta per voi, soprattutto se state per affrontare una dieta liquida.

Se dell'acqua abbiamo bisogno per vivere, di tutti gli altri ingredienti 'magici', che vengono talvolta aggiunti all'acqua per conferirle nuove proprietà – le cosiddette 'acque funzionali' – possiamo tranquillamente fare a meno. Anche se, in linea di principio, è possibile che abbiano qualche effetto, almeno in questo momento non ci sono studi scientifici che dimostrino la loro effettiva utilità e quindi non ci sono valide ragioni per inserirle nei nostri piani nutrizionali.

I due principali tipi di dieta liquida, che tratteremo nel dettaglio di seguito, sono la dieta liquida completa e la dieta liquida trasparente. Troverete poi un paragrafo interamente dedicato alle famose diete detox, a base di centrifugati, tisane e altri liquidi.

La dieta liquida completa

Il medico può consigliare una dieta liquida in caso di problemi di masticazione o deglutizione che aumentano il rischio di soffocamento o aspirazione del cibo, oppure nei casi in cui, per problemi digestivi, lo stomaco non riesce a svuotarsi normalmente o, ancora, prima o dopo un intervento chirurgico, in presenza di patologie infiammatorie del tratto gastrointestinale, fratture mandibolari o di interventi odontoiatrici, e per una varietà di altre ragioni mediche.

Questo tipo di dieta include la maggior parte dei liquidi, compreso il latte e i suoi derivati, e cibi con una limitata quantità di fibre. Nonostante sia in grado di apportare molti nutrienti, generalmente la dieta liquida completa non arriva a soddisfare il fabbisogno giornaliero di fibre, vitamine e sali minerali. Per questa ragione, spesso vengono prescritti anche alcuni integratori alimentari.

Rispetto ad altri regimi nutrizionali liquidi, però, c'è una buona notizia: nella dieta liquida completa possono essere assunti quasi tutti gli alimenti, a patto che vengano frullati, tritati, omogeneizzati, passati, centrifugati, fusi o filtrati fino a raggiungere la giusta consistenza. Per capire qual è questa 'giusta' consistenza, un semplice suggerimento è fare la 'prova della cannuccia': se l'alimento può essere tranquillamente bevuto con la cannuccia, la densità va bene, altrimenti è necessario aggiungere altra acqua, succo o brodo per renderlo più fluido.

Vediamo insieme quali sono gli alimenti concessi e quelli vietati. Tra gli 'alimenti sì' troviamo creme di cereali, gelati, sorbetti, milk shake, yogurt cremoso (senza pezzi, semi o frutta secca), budini, latte vaccino e bevande vegetali, succhi di frutta e spremute senza pezzi né residui, tutti i tipi di olio, brodo di carne o vegetale, gelatine, miele, acqua, sport drink, caffè, tè, tisane, centrifugati di frutta e verdura e tutto ciò che può essere trasformato in un liquido della giusta consistenza. Sono vietati, invece, tutti gli alimenti solidi, anche se ridotti a piccoli pezzi.

Per realizzare zuppe leggere a partire da verdure, tuberi, carne, pesce e cereali si possono usare diversi tipi di liquidi, come acqua, brodo, succo di pomodoro, centrifugati di verdure, latte scremato e bevande vegetali. Per zuppe più energetiche, invece, ad esempio quando è necessario seguire una dieta liquida per un breve periodo durante la crescita, si può optare per il latte intero, la panna, i sughi e le salse. La frutta, infine, può essere frullata e diluita con acqua o succo di frutta, oppure è possibile consumarla sotto forma di centrifugati o di spremute accuratamente filtrate da ogni residuo. In alternativa si può optare per uno smoothie realizzato con yogurt o kefir e frutta fresca frullata.

Concludiamo con alcuni consigli per chi dovrà sperimentare questo tipo di dieta. È possibile che, soprattutto all'inizio, sentiate molta fame, perché nei pasti mancano buona parte delle fibre che normalmente assumiamo e che contribuiscono a riempire lo stomaco e a farci raggiungere il senso di sazietà. Potete aiutarvi bevendo spesso acqua e tisane, che vi terranno anche ben idratati e vi faranno dimenticare, almeno per un certo lasso di tempo, la sensazione di buco allo stomaco. Altre persone, invece, sperimentano nausea e fastidio: in questo caso, affidatevi con fiducia al vostro medico, che saprà sicuramente consigliarvi nel modo migliore al fine di ridurre il disagio.

La dieta liquida trasparente

La dieta liquida trasparente è un particolare tipo di alimentazione a base liquida, in cui gli unici alimenti consentiti sono i liquidi che risultano trasparenti a temperatura ambiente.

Per capire in modo molto pratico cosa si intende per 'liquido trasparente', prendete un giornale, due bicchieri di vetro trasparenti, un succo di frutta alla pesca (il classico succo e polpa che si trova nei brick al supermercato e che tanto piace ai bambini) e il succo di mela (qui intendo, invece, il succo senza polpa, l'*apfelsaft* tipico della Germania, che però si trova facilmente anche sugli scaffali dei nostri supermercati). Riempite un bicchiere con il succo alla pesca e l'altro con il succo di mela. Ora appoggiate i due bicchieri sul giornale e provate a leggere le scritte: sicuramente l'impresa è impossibile con il succo alla pesca, mentre le lettere si vedono chiaramente attraverso il succo di mela, che è, appunto, un liquido trasparente. Altri alimenti con le stesse caratteristiche sono l'acqua, il brodo, il tè, le tisane e il caffè molto leggero, gli sport drink, i ghiaccioli senza frutta, il miele e le gelatine. Tutto il resto dei liquidi, come il latte e i derivati, i sughi, i succhi con polpa e i cibi solidi sono vietati.

La dieta dei liquidi trasparenti può essere prescritta uno o due giorni prima di alcune procedure mediche chirurgiche, in caso di grave diverticolite acuta o nel giorno che precede analisi diagnostiche come la colonscopia. Durante la colonscopia, infatti, il medico utilizza uno strumento dotato di una sonda per visualizzare la parte interna dell'intestino crasso (colon e retto). Perché il gastroenterologo possa osservare in maniera nitida le mucose che rivestono l'intestino è essenziale che il colon sia pulito e sgombro da ogni residuo.

Trattandosi di una dieta con un numero esiguo di alimenti consentiti, può essere seguita solo per pochissimi giorni e sotto precise indicazioni mediche. Da sola, infatti, non riesce ad apportare un quantitativo sufficiente di energia, né a raggiungere il fabbisogno di micro e macronutrienti. Per quanto non sia un regime alimentare 'appetitoso', è importante attenersi scrupolosamente alle indicazioni e seguire la dieta alla lettera, per evitare di arrivare in sala operatoria con l'intestino ancora sporco di residui di cibo o di dover riprogrammare la colonscopia per inadeguata pulizia.

È essenziale segnalare al medico che vi ha prescritto la dieta liquida qualunque tipo di patologia e di farmaco con cui siete in cura. In caso di diabete, ad esempio, lo specialista provvederà a regolare lo schema nutrizionale affinché riesca a fornire circa 200 grammi di carboidrati equamente distribuiti durante la giornata, così da aiutarvi a mantenere sotto controllo la glicemia. Vi consiglierà, inoltre, quando e come controllare i livelli di zucchero nel sangue e vi darà indicazioni di come reintrodurre gli alimenti solidi al termine della dieta liquida.

Le diete 'detox'

Quando parliamo di dieta liquida, è importante aprire una parentesi sulle diete detox a base di centrifugati di frutta e verdura, limonate, integratori vari e acque funzionali, che tanto vanno di moda in questo periodo.

La prima considerazione che vorrei fare è relativa al fatto che il nostro corpo possiede diversi organi che svolgono egregiamente questa mansione: il fegato *in primis*, seguito da reni, sistema gastrointestinale, pelle e polmoni, che ogni giorno eliminano gran parte delle sostanze indesiderate.

Che il nostro organismo sia esposto a una serie di inquinanti – polveri sottili, sostanze tossiche di origine naturale, microplastiche e metalli pesanti, per citarne alcuni – è un dato di fatto. Quale sia il livello per noi tollerabile senza che vi siano conseguenze negative, però, non sempre è noto. Non dimentichiamo infatti che, come insegna Paracelso, «è la dose che fa il veleno», ossia ogni sostanza – persino l'acqua – in dosi eccessive può essere nociva, mentre in quantità inferiori non è pericolosa per la salute. Il principio su cui si basano i programmi detox, invece, è che qualsiasi dose di sostanza indesiderata sia per noi tossica e che sia necessario eliminarla, con strategie quasi mai comprovate dalla ricerca scientifica.

Mentre i dati sull'esistenza di alimenti che aumentano la capacità del nostro organismo di eliminare gli inquinanti sono estremamente limitati, ci sono numerose evidenze che queste diete, soprattutto se protratte nel tempo, senza adeguata supervisione medica, possono essere molto pericolose, esponendo l'organismo a rischio di gravi carenze di micro e macronutrienti.

Ma, almeno, fanno dimagrire? Considerando che le diete a base di succhi e centrifugati apportano un ridotto introito di calorie – a volte davvero molto basso, anche di 400 kilocalorie giornaliere – e che gli integratori e le tisane a funzione lassativa e diuretica inducono un'ingente perdita di liquidi e altro, ci possiamo attendere che nel breve periodo questi regimi alimentari facciano effettivamente scendere l'ago della bilancia. Non c'è da stupirsi, però, che non appena si ricomincia a mangiare normalmente, l'organismo riprenda tutto ciò che aveva perso, spesso anche con gli interessi.

LA CHETOGENICA

Nonostante sia di gran moda in questo periodo, la dieta chetogenica è una forma di dietoterapia molto antica, impiegata originariamente per fini completamente diversi dal dimagrimento. Il primo a utilizzarla, negli anni Venti del secolo scorso, è stato Russell Wilder, un medico della Mayo Clinic, che l'ha impiegata con grande successo per la cura dell'epilessia. Lui stesso ha coniato il termine 'dieta chetogenica', un nome che per molti anni ha rappresentato l'unica terapia per tantissimi bambini epilettici, che non potevano usufruire di nessun'altra cura. Con l'avvento dei moderni farmaci antiepilettici, questa dieta è stata pian piano dimenticata, finché in tempi recenti non è stata rispolverata come strategia di dimagrimento rapido.

Da un punto di vista nutrizionale, la dieta chetogenica si differenzia da altri regimi alimentari per l'elevato apporto di grassi (55-60%) e proteine (30-35%) e il bassissimo quantitativo di carboidrati (circa il 10%).

Vediamo insieme come funziona la dieta di Wilder. Normalmente i carboidrati sono la principale fonte di energia per le nostre cellule. Quando il corpo ne viene privato, la produzione e la secrezione di insulina si riducono e l'organismo entra in uno stato metabolico differente. Il messaggio che arriva alle cellule è: 'smobilitate tutte le riserve, dobbiamo far fronte a una carestia!'. Le scorte di glicogeno vengono digerite, il fegato inizia a produrre glucosio a partire da molecole non zuccherine – un processo noto con il termine **gluconeogenesi** – e a sintetizzare i cosiddetti **corpi chetonici**. Dieta chetogenica, infatti, significa proprio 'dieta che produce corpi chetonici'.

Per quanto il fegato sia attivamente impegnato nella gluconeogenesi, non riesce da solo a soddisfare il fabbisogno di zuccheri dell'intero organismo, e il corpo inizia a utilizzare i corpi chetonici come fonte di energia alternativa. Per la maggior parte delle cellule dell'organismo, i corpi chetonici rappresentano una sorta di 'supercarburante'. Per comprendere il perché devo aprire una piccolissima parentesi sui meccanismi con cui otteniamo energia dai nutrienti.

Tutte le molecole capaci di produrre energia – carboidrati, grassi e proteine – vengono modificate in molecole più semplici, attraverso particolari reazioni chimiche, producendo così energia. Questa energia viene 'impacchettata' sotto forma di ATP (adenosina trifosfato), una sostanza che possiamo pensare come una sorta di 'moneta di scambio energetica'. Per ogni grammo di glucosio, le cellule ottengono 87 g di ATP, mentre alcuni corpi chetonici hanno un rendimento di ben 105 g di ATP. Parliamo quindi di un incremento del 20%: mica male!

Finché non si assumono carboidrati, questo stato metabolico viene mantenuto e l'organismo può continuare a svolgere le sue normali attività e proseguire, contemporaneamente, con lo smantellamento delle scorte di grasso. Per questo la dieta chetogenica ci fa dimagrire tanto e in fretta.

Un aspetto positivo di questo regime alimentare, e che in parte ha contribuito al suo successo, è la possibilità di mangiare cibi saporiti e ben conditi, tanto da non farci quasi sentire a dieta. Questo significa, ad esempio, non dover pesare l'olio quando condiamo l'insalata e poterci preparare dei gustosissimi secondi piatti (e anche dei dessert!) con la sola regola di evitare accuratamente tutti gli alimenti ricchi di carboidrati semplici e complessi. Via libera quindi a olio extravergine di oliva, cocco, avocado, frutta secca e semi oleosi ma divieto assoluto a pasta, legumi, patate, pane, altri cereali e frutta, con la sola eccezione dei frutti di bosco, concessi saltuariamente in minime quantità. E per i più golosi, sappiate che anche il cioccolato fondente ad alta percentuale di cacao (superiore al 90%) è ammesso, perché composto principalmente da burro di cacao.

Ma quanto possiamo andare avanti con questo regime alimentare? In generale una limitata produzione di corpi chetonici, se protratta per brevi periodi, non espone l'organismo a particolari rischi: gli effetti collaterali più comuni sono nausea, vomito, mal di testa, affaticamento, insonnia, giramenti di testa e stitichezza. Questi sintomi, anche detti *keto flu*, termine inglese che possiamo tradurre letteralmente con 'influenza da chetogenesi', durano generalmente pochi giorni e possono essere efficacemente contrastati con una buona idratazione e un'adeguata assunzione di fibre e sali minerali.

Sul lungo periodo però, questo regime alimentare è poco sostenibile, perché l'elevato contenuto di grassi e proteine può provocare steatosi epatica (il cosiddetto 'fegato grasso'), calcoli renali, affaticamento dei reni e carenze di vitamine e sali minerali.

La dieta chetogenica non è indicata, però, solo per perdere peso. Grazie alla riduzione dei livelli di insulina circolante, ha effetti potenzialmente benefici per una varietà di altre condizioni. Sotto stretto controllo medico, infatti, questa dieta può essere utilizzata, per brevi periodi, come coadiuvante nella cura del diabete, dell'epilessia, dell'Alzheimer e dei tumori. Vale la pena di ribadire, però, che rispetto a una dieta bilanciata come la dieta mediterranea questo regime alimentare è fortemente sbilanciato, oltre a fornire generalmente un quantitativo molto elevato di proteine animali. Perciò, se adottato a scopo di dimagrimento, è bene seguire questo regime solo per periodi limitati e poi passare alla dieta mediterranea, più salutare e più sostenibile anche per l'ambiente.

L'ALIMENTAZIONE PRE E POST INTERVENTO

Se state per affrontare un intervento chirurgico è possibile che il medico vi prescriva una dieta. In generale non esiste un unico regime nutrizionale da adottare prima di un'operazione: a seconda delle necessità, lo specialista seleziona la dieta più adatta. Ad esempio, gli interventi a carico dell'apparato gastro-intestinale prevedono che al momento di entrare in sala operatoria il paziente abbia lo stomaco completamente vuoto e l'intestino perfettamente pulito e privo di scorie. La dieta pre-intervento sarà quindi liquida trasparente e prevederà probabilmente anche un digiuno nelle ore precedenti l'operazione.

In altri casi, invece, è necessario che il paziente, obeso o in sovrappeso, perda velocemente parte dei chili in eccesso prima di affrontare un intervento chirurgico. È noto infatti che operare un paziente obeso espone la persona a rischi maggiori, complicazioni e insuccessi, e che i tempi di recupero post-operatorio sono molto più lunghi rispetto a quelli registrati nei soggetti normopeso. Per portare il paziente a dimagrire velocemente, soprattutto se l'intervento non può essere procrastinato troppo a lungo, il medico può decidere di prescrivere una dieta chetogenica.

In caso di malattie oncologiche, invece, in preparazione alla terapia il medico può consigliare la dieta mima-digiuno.

Sebbene non esistano protocolli approvati che prevedano la combinazione dei trattamenti antitumorali e della dieta mima-digiuno, sulla base di evidenze scientifiche sempre più robuste molti specialisti decidono di sfruttare i benefici del digiuno per potenziare l'effetto di chemio, radio o immunoterapia e per ridurre drasticamente gli effetti collaterali.

E dopo gli interventi? Anche qui non esiste una sola regola: a seconda che l'operazione interessi l'apparato gastrointestinale o altri distretti, si potrà optare nel primo caso per una dieta liquida trasparente, soprattutto nei giorni immediatamente successivi all'intervento, e per una dieta solida nelle altre situazioni. In alcuni casi, infine, se la masticazione o la deglutizione sono momentaneamente compromesse, potrà essere utile una fase di transizione con una dieta liquida completa prima di passare all'alimentazione solida, una volta che il disturbo sarà scomparso.

Dieta liquida trasparente
2 giorni

La dieta liquida trasparente permette di mantenere un'adeguata idratazione e di apportare sali minerali, come sodio e potassio, fornendo una minima quantità di energia in un momento in cui il paziente non può assumere né un'alimentazione solida né una dieta liquida completa.

Questo piano nutrizionale può essere prescritto dal medico prima e dopo gli interventi chirurgici che coinvolgono l'apparato gastrointestinale. Inoltre, è consigliato in caso di diverticolite acuta (durante i primi giorni di terapia) e in preparazione alla colonscopia (il giorno antecedente l'esame).

1° GIORNO

Prima colazione

- 300 ml di tè verde con 1 cucchiaio di miele
- 1 bicchiere di succo di mela senza polpa

Pranzo

- 2 bicchieri di acqua

▸ Brodo di pollo filtrato ◂

◉ **Ingredienti per 2,5 l di brodo** 1 pollo intero, 1 cipolla bianca o dorata, 2 coste di sedano, 1 porro, 2 carote, sale, odori a piacere (aglio, gambi di prezzemolo, erba cipollina, timo, alloro, rosmarino, grani di pepe)

◉ **Esecuzione** Create un salsicciotto odoroso stendendo una garza di cotone e disponendovi sopra gli odori: l'erba cipollina, le foglie di alloro e il prezzemolo spezzati a mano, i grani di pepe e l'aglio schiacciati e, infine, il timo e il rosmarino. Chiudete la garza con spago da cucina. In una casseruola mettete il pollo pulito e le verdure mondate e tagliate a grossi pezzi. Aggiungete sale e acqua fredda fino a coprire tutti gli ingredienti. Cuocete a fiamma bassa con il coperchio per circa 2 ore. A metà cottura aggiungete il salsicciotto odoroso. Di tanto in tanto, durante la cottura, usate una schiumarola per rimuovere l'eccesso di grasso del pollo che emerge in superficie. Al termine della cottura, versate il contenuto della casseruola in un colino a maglie strette per ottenere il brodo filtrato.

- 1 bicchiere di succo di mela senza polpa

Merenda
- 300 ml di tisana con 1 cucchiaio di miele
- 1 ghiacciolo al limone

Cena
- 2 bicchieri di acqua
- Brodo di verdure filtrato
- 1 bicchiere di succo di mela senza polpa

Dopocena
- 300 ml di camomilla con 1 cucchiaio di miele

2° GIORNO

Prima colazione

- 300 ml di tè verde con 1 cucchiaio di miele
- 1 bicchiere di succo di mela senza polpa

Pranzo

- 2 bicchieri di acqua
- Brodo di manzo filtrato
- 1 bicchiere di succo di mela senza polpa

Merenda

- 300 ml di tisana con 1 cucchiaio di miele
- 1 ghiacciolo al limone

Cena

- 2 bicchieri di acqua

▸ Brodo di verdure filtrato ◂

◉ **Ingredienti per 2.5 l di brodo** 1 carota, 1 gambo di sedano, 1 patata, 1 cipolla, 1 zucchina, 1 pezzo di zucca, 3 pomodori, sale, odori a piacere (aglio, gambi di prezzemolo, erba cipollina, timo, alloro, rosmarino, grani di pepe)

◉ **Esecuzione** Create un salsicciotto odoroso stendendo una garza di cotone e disponendovi sopra gli odori: l'er-

-->

ba cipollina, le foglie di alloro e il prezzemolo spezzati a mano, i grani di pepe e l'aglio schiacciati e, infine, il timo e il rosmarino. Chiudete la garza con spago da cucina. Lavate, mondate e tagliate le verdure a grossi pezzi. Rimuovete i semi dai pomodori. Mettete le verdure in una casseruola capiente, aggiungete sale e acqua fredda per coprire tutti gli ingredienti. Cuocete a fiamma bassa con coperchio per circa 1 ora e 1/2. A metà cottura aggiungete il salsicciotto odoroso. Al termine della cottura, versate il contenuto della casseruola in un colino a maglie strette per ottenere il brodo filtrato.

- 1 bicchiere di succo di mela senza polpa

Dopocena
- 300 ml di camomilla con 1 cucchiaio di miele

Dieta chetogenica
5 giorni

La dieta chetogenica viene spesso prescritta per favorire il dimagrimento rapido prima di un intervento chirurgico.

Come già ribadito nei capitoli precedenti, si tratta di un regime nutrizionale non bilanciato, a causa della bassa quantità di carboidrati, che vengono sostituiti da grassi e, in parte, da proteine. Pertanto è importante seguire questo tipo di alimentazione sotto controllo medico e per il tempo indicato, in modo da evitare di sovraccaricare il fegato e i reni o di incorrere in carenze nutrizionali.

In alcuni casi, la dieta chetogenica viene prescritta a scopo terapeutico, ad esempio per un migliore controllo della glicemia, per l'epilessia o altre patologie neurologiche, e come coadiuvante della terapia farmacologica in particolari condizioni mediche.

1° GIORNO

Appena svegli
- 2 bicchieri di acqua

Prima colazione
- 300 ml di tè verde non zuccherato
- Uova strapazzate (2 pezzi) con rucola

Pranzo
- 2 bicchieri di acqua
- Insalata riccia, semi di girasole e tofu (180 g)

Merenda
- 300 ml di tisana non zuccherata

▸ Stick di sedano e peperone con guacamole ◂

◉ **Ingredienti per 1 persona** 2 coste di sedano, 1/2 peperone, 1 avocado maturo, 1 peperoncino verde, 1 pomodoro, 1 pezzetto di scalogno, 1 lime. 2 cucchiai di olio extravergine di oliva, sale, pepe

◉ **Esecuzione** Per il guacamole, spremete il lime e preparate l'avocado: tagliatelo a metà nel senso della lunghezza, rimuovete il nocciolo e prelevate la polpa. Aggiungete il succo di lime alla polpa di avocado e schiacciate bene con una forchetta. Lavate e mondate il peperoncino e il pomodoro e tagliateli a cubetti molto piccoli. Tritate

-->

finemente lo scalogno. Nella ciotola contenente l'avocado schiacciato aggiungete l'olio e il trito di peperoncino, pomodoro e scalogno. Regolate di sale e di pepe e mescolate bene. Lavate e mondate il peperone e il sedano. Ricavatene dei bastoncini. Servite i bastoncini di verdure insieme al guacamole.

Cena
- 2 bicchieri di acqua
- Salmone grigliato (200 g a crudo)
- Fagiolini saltati con aglio, olio e peperoncino

Dopocena
- 300 ml di camomilla non zuccherata

2° GIORNO

Appena svegli
- 2 bicchieri di acqua

Prima colazione
- 300 ml di tè verde non zuccherato
- 150 g di yogurt greco 5% di grassi con mandorle (10 pezzi)

Pranzo
- 2 bicchieri di acqua
- Rotolini di bresaola con formaggio spalmabile
- Insalata mista (senza carote) con olive nere e semi di zucca
- 50 g di mirtilli

Merenda
- 300 ml di tisana non zuccherata
- Mousse di avocado (1/2) e ricotta (125 g) con granella di nocciole (2 cucchiai)

Cena
- 2 bicchieri di acqua

▸ Parmigiana keto con zucchine grigliate e scamorza ◂

◉ **Ingredienti per 4 persone** 4 zucchine, 300 g di scamorza affumicata, 400 ml di passata di pomodoro, 80 g di parmigiano, 3 cucchiai di olio extravergine di oliva, sale, pepe

◉ **Esecuzione** Versate la passata di pomodoro in un tegame, aggiungete l'olio e un pizzico di sale. Cuocete a fiamma bassa per circa 20 minuti. Lavate e mondate le zucchine e tagliatele a fettine sottili nel senso della lunghezza. Cuocetele su entrambi i lati su una griglia rovente. Tagliate la scamorza a fette di spessore di circa 0,5 cm e grattugiate il parmigiano. Montate la parmigiana in una teglia da forno alternando strati di zucchine, scamorza, sugo e parmigiano fino a esaurire tutti gli ingredienti. Cuocete in forno già caldo a 200 °C per circa 10 minuti.

Dopocena

- 300 ml di camomilla non zuccherata

3° GIORNO

Appena svegli

- 2 bicchieri di acqua

Prima colazione

- 300 ml di tè verde non zuccherato
- 150 g di yogurt di soia al naturale con 1 cucchiaino di caffè solubile e nocciole (12 pezzi)

Pranzo

- 2 bicchieri di acqua
- Carciofi croccanti all'aglio e prezzemolo

▸ Bocconcini di petto di pollo al curry ◂

◉ **Ingredienti per 1 persona** 200 g di petto di pollo, 100 g di latte di cocco, polvere di curry, 2 cucchiai di olio extravergine di oliva, sale (opzionale), peperoncino piccante

◉ **Esecuzione** Tagliate il petto di pollo a pezzi e rosolatelo per 8-10 minuti in un tegame con l'olio già caldo. Aggiungete il latte di cocco, 1 cucchiaino di curry e una presa di sale. Se piace, aggiungete il peperoncino piccante tritato. Cuocete per 10 minuti a fiamma dolce. Servite tiepido.

Merenda

- 300 ml di tisana non zuccherata
- 150 g di yogurt greco con cioccolato fondente 90% (15 g), pezzetti di cocco (50 g) e noci (6 pezzi)

Cena

- 2 bicchieri di acqua
- Merluzzo (200 g crudo) alla livornese con pomodoro e olive nere
- Asparagi al burro

Dopocena

- 300 ml di camomilla non zuccherata

4° GIORNO

Appena svegli
- 2 bicchieri di acqua

Prima colazione
- 300 ml di tè verde non zuccherato
- Rotolino di frittata (1 uovo) ripieno di fiocchi di latte (50 g) e parmigiano (2 cucchiai)

Pranzo
- 2 bicchieri di acqua

▸ Insalata di spinacino e tempeh marinato ◂

Ingredienti per 1 persona 150 g di tempeh, 2 spicchi di aglio, 2 cucchiai di salsa di soia, 1 cucchiaio di olio extravergine di oliva, odori mediterranei sminuzzati (rosmarino, timo, origano, maggiorana), 1 cucchiaino di senape di piccantezza media, 200 g di spinacino

Esecuzione Tagliate il tempeh a cubetti e cuocetelo al vapore per 10 minuti. Nel frattempo preparate la marinata, unendo la salsa di soia, l'olio, l'aglio, la senape e gli odori. Disponete il tempeh in un piatto poco profondo e ricoprite completamente con la marinata. Lasciate marinare per almeno 30 minuti. Una volta trascorso il tempo della marinatura, disponete i cubetti di tempeh su una teglia rivestita di carta da forno e mettete

-->

da parte la marinata. Infornate per 10 minuti a 200 °C nel forno già caldo. Togliete la teglia dal forno e spennellate i cubetti con la marinata. Infornate per altri 5-10 minuti, fin quando non si sarà formata una crosticina ai lati. In una ciotola preparate l'insalata di spinacino e aggiungere i cubetti di tempeh.

- 50 g di mirtilli

Merenda
- 300 ml di tisana non zuccherata
- Mousse di avocado (1/2) e ricotta (125 g) con granella di nocciole (2 cucchiai)

Cena
- 2 bicchieri di acqua
- Gamberi saltati all'aglio e prezzemolo
- Broccoletti e cavolini di Bruxelles piccanti

Dopocena
- 300 ml di camomilla non zuccherata

5° GIORNO

Appena svegli
- 2 bicchieri di acqua

Prima colazione
- 300 ml di tè verde non zuccherato
- 150 g di yogurt greco 5% di grassi con lamponi (50 g) e mandorle (10 pezzi)

Pranzo
- 2 bicchieri di acqua
- Insalata di pomodori datterini gialli e rossi con cubetti di formaggio quartirolo e semi di sesamo

Merenda
- 300 ml di tisana non zuccherata
- Ricotta (125 g) con pezzetti di cioccolato fondente 90% (20 g) e granella di pistacchio (2 cucchiai)

Cena
- 2 bicchieri di acqua

▸ Spiedini di tacchino e salsiccia ◂

◉ **Ingredienti per 1 persona** 100 g di petto di tacchino, 100 g di salsiccia, 1 peperone, 2 cucchiai di olio extravergine di oliva, origano, maggiorana, sale, pepe

◉ **Esecuzione** Tagliate il petto di tacchino e la salsiccia a bocconcini. Lavate e mondate il peperone, tagliatelo a strisce e successivamente ricavate dei quadrati di circa 2 cm di lato. Bagnate degli stecchini di legno e allestite gli spiedini alternando il peperone, il tacchino e la salsiccia, fino a completo esaurimento degli ingredienti. Ricoprite una teglia di carta da forno e disponete gli spiedini sulla carta. Condite con olio, sale, pepe, origano e maggiorana e infornate per circa 30 minuti a 200 °C nel forno già caldo.

- Caponata di melanzane

Dopocena
- 300 ml di camomilla non zuccherata

Dieta mima-digiuno
5 giorni

Oltre che per la preparazione alle terapie oncologiche, la dieta mima-digiuno può essere seguita, dopo approvazione da parte del medico curante, anche da adulti che non presentano particolari problemi di salute, allo scopo di stimolare il rinnovamento cellulare, la distruzione delle cellule vecchie e danneggiate e prevenire così molte patologie.

Discutete con il medico o con il nutrizionista la frequenza dei digiuni, che può spaziare da un massimo di un digiuno di 5 giorni ogni 1-3 mesi fino a uno ogni 6-12 mesi.

Come già specificato nel capitolo dedicato alla dieta mima-digiuno, vi ricordo che per i bambini, gli adolescenti, le donne in gravidanza e in allattamento, questo regime alimentare è sconsigliato.

1° GIORNO

Appena svegli
- 2 bicchieri di acqua

Prima colazione
- 300 ml di tè verde non zuccherato
- 30 g di gallette di farro integrali
- 20 g di noci

Pranzo
- 2 bicchieri di acqua
- 70 g di riso integrale
- 200 g di pomodorini
- 10 g di olio extravergine di oliva

Merenda
- 300 ml di tisana non zuccherata
- 20 g di noci
- 20 g di cioccolato fondente al 90%

Cena
- 2 bicchieri di acqua

Gallette con salsa tzatziki vegana

Ingredienti per 1 persona 30 g di gallette di farro integrali, 33 g di olive nere denocciolate (senza olio), 200 g di yogurt di soia bianco al naturale, 200 g di cetrioli, 1 spicchio di aglio, 1 cucchiaio di aceto di mele, sale

Esecuzione Mondate e sbucciate il cetriolo e poi grattugiatelo finemente con una grattugia a maglie fini. Mettete la polpa di cetriolo in un colino e premete con un cucchiaio per eliminare i liquidi di vegetazione. In una ciotola versate lo yogurt, l'aceto, un pizzico di sale e lo spicchio di aglio tagliato a metà. Unite il cetriolo e mescolate la salsa. Riponete in frigorifero per mezz'ora la ciotola per permettere ai sapori di amalgamarsi. Rimuovete dalla salsa l'aglio e servite con le gallette di farro e le olive nere.

- 100 g di mirtilli

Dopocena
- 300 ml di camomilla non zuccherata

2° GIORNO

Appena svegli
- 2 bicchieri di acqua

Prima colazione
- 300 ml di tè verde non zuccherato
- 20 g di gallette di farro integrali
- 15 g di noci

Pranzo
- 2 bicchieri di acqua
- 40 g di orzo integrale
- 200 g di peperoni
- 5 g di olio extravergine di oliva

Merenda
- 300 ml di tisana non zuccherata
- 15 g di noci
- 10 g di cioccolato fondente al 90%

Cena
- 2 bicchieri di acqua

▸ Insalata allegra dolce&salata ◂

◉ **Ingredienti per 1 persona** 20 g di olive nere denocciolate (senza olio), 15 g di olive verdi denocciolate (senza olio), 150 g di cicoria pan di zucchero e trevisana, 100 g di cetriolo, 15 g di mandorle, 1 cucchiaio di aceto di mele, 75 g di mirtilli, 75 g di lamponi, sale

◉ **Esecuzione** Lavate e mondare le insalate e il cetriolo. Affettate finemente il cetriolo e tagliate la cicoria e la trevisana a julienne. Tagliate le olive a rondelle e le mandorle a metà. Lavate e asciugate i lamponi e i mirtilli. In una ciotola mescolate le insalate, il cetriolo, le olive, le mandorle e la frutta. Condite con un pizzico di sale e l'aceto di mele.

Dopocena

- 300 ml di camomilla non zuccherata

3° GIORNO

Appena svegli

- 2 bicchieri di acqua

Prima colazione

- 300 ml di tè verde non zuccherato
- 20 g di gallette di farro integrali
- 15 g di noci

Pranzo

- 2 bicchieri di acqua

▸ Ceci con pomodorini al forno ◂

◉ **Ingredienti per 1 persona** 140 g di ceci cotti, 200 g di pomodorini, 1 spicchio di aglio, 5 g di olio extravergine di oliva, origano, pepe nero, sale

◉ **Esecuzione** Lavate e tagliate a metà i pomodorini. Tagliate a metà lo spicchio di aglio. Su una teglia da forno disponete i pomodorini tagliati e i ceci. Condite con olio, origano, sale e pepe e lo spicchio di aglio tagliato a metà. Passate in forno (possibilmente ventilato con grill) già caldo per 15-20 minuti a 200 °C.

- 10 g di cioccolato fondente al 90%

Merenda
- 300 ml di tisana non zuccherata
- 30 g di noci pecan

Cena
- 2 bicchieri di acqua
- 500 g di zuppa di verdure miste (bietoline, spinaci, zucchine, cipolle, fagiolini)
- 33 g di olive verdi denocciolate (senza olio)
- 150 g di more

Dopocena
- 300 ml di camomilla non zuccherata

4° GIORNO

Appena svegli
- 2 bicchieri di acqua

Prima colazione
- 300 ml di tè verde non zuccherato
- 20 g di gallette di farro integrali
- 15 g di noci

Pranzo
- 2 bicchieri di acqua
- 40 g di riso integrale
- 200 g di insalata mista (senza carote)
- 5 g di olio extravergine di oliva

Merenda
- 300 ml di tisana non zuccherata
- 10 g di cioccolato fondente al 90%

Cena
- 2 bicchieri di acqua

▸ Fagiolini con salsa allo yogurt ◂

◉ **Ingredienti per 1 persona** 200 g di fagiolini, 100 g di yogurt di soia bianco al naturale, 1 cucchiaio di succo di limone, erba cipollina, sale

◉ **Esecuzione** Lavate e mondate i fagiolini e cuoceteli per circa 15 minuti in acqua bollente salata. Controllate la cottura con una forchetta, in modo da scolarli quando sono ancora sodi e croccanti. Preparate la salsa allo yogurt mescolando lo yogurt di soia, il succo di limone, l'erba cipollina e un pizzico di sale. Condite i fagiolini con la salsa allo yogurt.

- 33 g di olive nere denocciolate (senza olio)
- 100 g di mirtilli

Dopocena
- 300 ml di camomilla non zuccherata

5° GIORNO

Appena svegli
- 2 bicchieri di acqua

Prima colazione
- 300 ml di tè verde non zuccherato
- 20 g di gallette di farro integrali
- 15 g di noci

Pranzo
- 2 bicchieri di acqua

▸ Lenticchie con crema di peperoni ◂

◉ **Ingredienti per 1 persona** 1 cipolla piccola, 1 costa di sedano, 200 g di peperoni rossi o gialli, 1 spicchio di aglio, 5 g di olio extravergine di oliva, origano, pepe nero, sale, 140 g di lenticchie cotte

◉ **Esecuzione** Lavate, mondate e tagliate a cubetti i peperoni. Tritate finemente il sedano e la cipolla. In una padella unite lo spicchio di aglio, i peperoni a cubetti, il trito di cipolla e sedano, l'olio, l'origano, sale e pepe. Cuocete a fiamma viva fino a quando i peperoni non diventano teneri. Frullateli fino a ottenere una crema liscia. Distribuite la crema di peperoni sul fondo di un piatto e aggiungete le lenticchie. Regolate di sale e pepe.

Merenda

- 300 ml di tisana non zuccherata
- 10 g di cioccolato fondente al 90%

Cena

- 2 bicchieri di acqua
- 33 g di olive verdi denocciolate (senza olio)
- 30 g di mandorle
- 200 g insalata di pomodorini e rucola

Dopocena

- 300 ml di camomilla non zuccherata

Dieta liquida completa
5 giorni

Si tratta di un regime nutrizionale che viene prescritto dopo un intervento a carico della mascella o del sistema gastrointestinale, prima del passaggio all'alimentazione solida. È indicato, inoltre, per una varietà di problematiche mediche, tra cui disturbi digestivi, di deglutizione e masticazione.

Come tutte le diete pre-intervento, deve essere fatta sotto controllo medico e per il numero di giorni indicati dallo specialista.

1° GIORNO

Prima colazione
- 300 ml di tè verde non zuccherato
- 1 spremuta di arancia senza polpa
- Smoothie di banana (1 pezzo) e mirtilli (80 g) con 125 g di yogurt bianco intero

Pranzo
- 2 bicchieri di acqua
- Vellutata di zucchine, broccoli, patate (200 g peso a crudo) e fagioli cannellini (140 g peso cotto) condita con 2 cucchiai di olio extravergine di oliva
- Centrifugato di mela e carota

Merenda
- Frullato di anguria e melone
- 300 ml di tisana a piacere non zuccherata

Cena
- 2 bicchieri di acqua
- Passato di zucca

▸ Vellutata di merluzzo al pomodoro ◂

◉ **Ingredienti per 1 persona** 200 g di filetto di merluzzo senza pelle né spine, 400 g di pelati, 2 cucchiai di olio extravergine di oliva, 80 g di pane (anche raffermo), brodo vegetale, sale, pepe, origano

◉ **Esecuzione** In una casseruola unite il pesce, i pelati con il loro succo, l'origano e l'olio e cuocete per circa 10 minuti. Aggiungete il pane spezzettato e una tazza di brodo e continuate la cottura per altri 10 minuti. Usando un frullatore a immersione, frullate fino a ottenere una crema dalla consistenza liscia e non troppo spessa. Aggiungete altro brodo per regolare la densità della vellutata, poi salate e pepate a piacere.

Dopocena

- 300 ml di camomilla non zuccherata

2° GIORNO

Prima colazione

- 300 ml di tè verde non zuccherato
- 1 spremuta di arancia senza polpa
- Smoothie di pesca (1 pezzo) e banana (1 pezzo) con 125 g di yogurt greco senza grassi

Pranzo

- 2 bicchieri di acqua
- Vellutata di cipolle, peperoni rossi e gialli con crema di riso (2 cucchiai) condita con 2 cucchiai di olio extravergine di oliva
- Centrifugato di mela e carota

Merenda

▸ Green smoothie ◂

◉ **Ingredienti per 1 persona** 1 banana, 1/2 tazza di mango, 1/2 avocado, 1 tazza di spinacino, 250 ml di bevanda vegetale non zuccherata, vaniglia

◉ **Esecuzione** Unite tutti gli ingredienti e frullate fino a ottenere una crema dalla consistenza liscia e non troppo spessa. Se lo smoothie dovesse risultare troppo denso, regolate la consistenza aggiungendo altra bevanda vegetale.

- 300 ml di tisana a piacere non zuccherata

Cena

- 2 bicchieri di acqua
- Vellutata di coste e zucchine condita con 2 cucchiai di olio extravergine di oliva
- Crema di prosciutto cotto (80 g) e patate (150 g crude)

Dopocena

- 300 ml di camomilla non zuccherata

3° GIORNO

Prima colazione
- 300 ml di tè verde non zuccherato
- 1 spremuta di arancia senza polpa
- Smoothie di banana (1 pezzo) e cocco disidratato (1 cucchiaio) con 125 g di yogurt bianco magro

Pranzo
- 2 bicchieri di acqua
- Centrifugato di mela e carota

▸ Crema di patate, ceci e fagiolini ◂

◉ **Ingredienti per 1 persona** 200 g di patate (peso a crudo), 140 g di ceci (peso cotto), fagiolini, 2 cucchiai di olio extravergine di oliva, brodo vegetale, sale, pepe

◉ **Esecuzione** Lavate accuratamente le patate e mettetele, ancora con la buccia, in una pentola con acqua fredda, portandole a bollore. Lavate e mondate i fagiolini. Non appena l'acqua della pentola con le patate inizia a bollire, aggiungete i fagiolini e cuocete fino a quando non diventano morbidi. Lasciate raffreddare le patate, poi rimuovete la buccia e tagliatele grossolanamente. Nel bicchiere del frullatore unite le patate, i fagiolini, i ceci, l'olio e una tazza di brodo e frullate fino a ottenere una crema dalla consistenza liscia e non troppo spessa. Aggiungete altro brodo per regolare la densità della crema, poi salate e pepate a piacere.

Merenda

- Frullato di anguria e limone
- 300 ml di tisana a piacere non zuccherata

Cena

- 2 bicchieri di acqua
- Passato di zucchine e cipolla con crema di riso (2 cucchiai) condito con 2 cucchiai di olio extravergine di oliva
- Crema di tonno (circa 50 g, dopo averlo sgocciolato bene) e formaggio spalmabile (40 g)

Dopocena

- 300 ml di camomilla non zuccherata

4° GIORNO

Prima colazione
- 300 ml di tè verde non zuccherato
- 1 spremuta di arancia senza polpa
- Smoothie di banana (1 pezzo) e mirtilli (80 g) con 125 g di yogurt bianco intero

Pranzo
- 2 bicchieri di acqua
- Vellutata di spinaci, coste, patate (200 g a crudo) e petto di pollo (120 g) condita con 2 cucchiai di olio extravergine di oliva
- Centrifugato di mela e carota

Merenda
- Frullato di melone e pesca
- 300 ml di tisana a piacere non zuccherata

Cena
- 2 bicchieri di acqua
- Brodo di verdure miste con crema di mais e tapioca (2 cucchiai)

▸ Vellutata di sogliola e carote ◂

◉ **Ingredienti per 1 persona** 200 g di filetto di sogliola senza pelle né spine, 3 carote, 2 cucchiai di olio extravergine di oliva, brodo vegetale, sale, pepe

◉ **Esecuzione** Mondate le carote e tagliatele a rondelle. In una vaporiera cuocete la sogliola e le carote fino a quando non diventano morbide. Unite il pesce, le carote, l'olio e una tazza di brodo nel bicchiere del mixer e frullate fino a ottenere una crema dalla consistenza liscia e non troppo spessa. Aggiungete altro brodo per regolare la densità della vellutata, poi salate e pepate a piacere.

Dopocena

- 300 ml di camomilla non zuccherata

5° GIORNO

Prima colazione

- 300 ml di tè verde
- 1 spremuta di arancia senza polpa
- Smoothie di banana (1 pezzo) e menta con 125 g di yogurt greco senza grassi

Pranzo

- 2 bicchieri di acqua
- Vellutata di cipolle, zucchine (2 cucchiai) con crema di riso (2 cucchiai) condita con 2 cucchiai di olio extravergine di oliva
- Crema di uovo sodo e spinacino
- Centrifugato di mela e carota

Merenda

▸ Shake di cheesecake alla fragola ◂

◉ **Ingredienti per 1 persona** 6-7 fragole, 1/2 tazza di latte freddo, 125 ml di fiocchi di latte, 1 cucchiaino di miele

◉ **Esecuzione** Unite tutti gli ingredienti e frullate fino a ottenere una crema dalla consistenza liscia e non troppo spessa. Se lo shake dovesse risultare troppo denso, regolate la consistenza aggiungendo altro latte.

- 300 ml di tisana a piacere

Cena

- 2 bicchieri di acqua
- Pappa al pomodoro con pomodori pelati, pane (80 g) e 1 cucchiaio di olio extravergine di oliva
- Crema di lenticchie condita con 1 cucchiaio di olio extravergine di oliva

Dopocena

- 300 ml di camomilla non zuccherata

TERZA PARTE

LE MIE DIETE VELOCI CON RICETTE

LE REGOLE PRIMA DI INIZIARE

Nella prima parte del libro abbiamo visto le basi della sana alimentazione e di un sano stile di vita. Torniamo ora ai pazienti di cui raccontavo nell'Introduzione: ad accomunarli era l'esigenza di perdere peso rapidamente, tema principale di questo libro. Può essere che questi pazienti abbiano già tentato, nel corso della loro vita, di dimagrire, affidandosi magari ai consigli di amici, a promesse di diete miracolose o a duri sacrifici che non sono stati in grado, alla lunga, di portare avanti. Alla 'fine annunciata' della dieta si sono aggiunti la frustrazione, il senso di fallimento, spesso accompagnati dalla ricerca di conforto nel cibo, con gli effetti che si possono immaginare.

Nel momento in cui si decide di iniziare una dieta bisogna avere chiari gli obiettivi che si vogliono raggiungere e le idee sulle possibilità concrete di raggiungerli. Personalmente, ritengo che una dieta varia e piacevole non difficile da rispettare sia la più efficace per perdere peso. Non ci saranno quindi 'alimenti sì' e 'alimenti no' in senso assoluto. Bibite, dolci e alcolici dovrebbero essere evitati, ma per chi proprio non vuole rinunciare a questo piacere, un bicchiere di vino o di birra a pasto è permesso. Quello che non va evitato ma piuttosto controllato in apporto calorico sono pasta, riso e cereali soprattutto integrali, che nelle giuste dosi non devono mai mancare a tavola. Non devono mancare verdura e frutta fresca, fonte di fibre, vitamine e sali minerali, consumate crude e cotte (evitandone naturalmente la frittura).

A quei pazienti che mi chiedono di dimagrire velocemente sono rivolte le diete che troverete nelle prossime pagine: dalla **dieta lampo**, di soli tre giorni, alla **dieta 10 giorni**, passando dalle diete per problemi specifici: dalla dieta per **perdere una taglia in 5 giorni**, alla **vegan detox da 7 giorni**; dalla **dieta dell'acqua** a quella **'pancia piatta'** a quella **'gambe sgonfie'**.

Diete affrontabili, efficaci ma, deve essere chiaro, che preludono a una strategia di lungo periodo, quella della sana alimentazione, per la quale vi rimando ai miei testi citati nella bibliografia.

Per seguire le mie diete di dimagrimento veloce, dovrete però innanzitutto osservare delle regole generali: vediamole.

- Se non godete di buona salute, prima di intraprendere qualsiasi tipo di dieta, dimagrante o non, chiedete consiglio al vostro medico curante.
- Se volete dimagrire scrivete una lista dei motivi che vi spingono a voler perdere chili; per dimagrire e mantenere il peso forma serve una motivazione profonda.
- Variate sempre il più possibile gli alimenti, in una ricetta che prevede pasta con i broccoli la verdura può essere sostituita con cime di rape, il cavolo, spinaci ecc.
- L'acqua non fa ingrassare, anzi può aiutare a dimagrire, consumatene almeno un litro al giorno per eliminare le tossine e favorire il buon funzionamento intestinale.
- Evitate le fritture. Le cotture più indicate sono quelle bollite, alla griglia o al vapore. In ogni caso per condire usate

sempre olio extravergine di oliva nelle quantità indicate o le salse concesse (si veda nella pagina a fianco l'elenco delle salse concesse).

- Le salse possono essere sostituite fra loro secondo i vostri gusti.
- Usate il sale con moderazione. Per insaporire i piatti abbondate con erbe aromatiche e spezie che danno gusto ma non aggiungono calorie (si veda nella pagina che segue l'elenco delle spezie concesse).
- Sono consentiti due caffè al giorno oltre a quelli ammessi dalla dieta.
- Imparate a evitare lo zucchero; se proprio non riuscite a eliminarlo, al suo posto usate sempre il dolcificante.
- Seguite con precisione le dosi prescritte; il peso dei cibi si riferisce agli alimenti a crudo ed al netto degli scarti (quando non indicato altrimenti).
- Se avete molta fame potete aumentare la dose delle verdure ma non quella dei condimenti.
- È possibile spostare l'ordine dei giorni e invertire il pranzo con la cena o viceversa.
- Non crediate che la pasta, il pane o il riso presenti nella dieta facciano ingrassare: essi devono essere presenti per coprire le necessità di zuccheri complessi.
- Insaporite il cibo con spezie, erbe aromatiche, aceto, aceto balsamico, limone, salsa di soia, senape, tabasco, salse con yogurt, salse con pomodoro, salse concesse.
- È concesso giornalmente ad un pasto un bicchiere di vino o birra a pasto (per le persone abituate a bere).
- Un'adeguata attività sportiva vi permetterà di raggiungere uno stato di salute ottimale e bruciare in modo salubre le calorie in eccesso.

SALSE CONCESSE

Salse di pomodoro	Salse a base di yogurt
Pomodoro, origano e capperi	Yogurt, tabasco ed erba cipollina
Pomodoro, aglio e basilico	Yogurt e senape
Pomodoro, acciughe tritate e tabasco	Yogurt e curry
Pomodoro con aglio, peperoncino, cipolla e basilico	Yogurt, cetriolini e capperi tritati
Altre salse	Yogurt, aceto aromatico e basilico
Succo di arancia, succo di limone aceto, aceto balsamico, senape, tabasco	Yogurt con mentuccia
Salsa 'mix': succo di arancia, senape, aceto balsamico	Yogurt e soia

SPEZIE CONCESSE

Aglio	Curcuma	Noce moscata	Sedano
Alloro	Curry	Origano	Senape
Basilico	Erba cipollina	Pepe	Scalogno
Capperi	Finocchio	Peperoncino	Sesamo
Chiodi di garofano	Limone	Prezzemolo	Timo
Cipolla	Maggiorana	Rosmarino	Zafferano
Cumino	Menta	Salvia	Zenzero

Tabella 6. Salse e spezie concesse nelle diete di dimagrimento veloce.

Dieta lampo

Questa dieta, di tre giorni, è uno dei modelli dimagranti più usati per risolvere situazioni di emergenza in cui è indispensabile essere subito in forma. In questo regime, piuttosto severo, i grassi sono praticamente assenti e le proteine animali ridotte al minimo. È utile dopo un periodo di stravizi o prima di un'occasione importante. Anche se possono sembrare pochi, tre giorni sono sufficienti a rimettersi in forma. Questa dieta svolge un'ottima azione disintossicante e antigonfiore, prepara l'organismo a bruciare i depositi di grasso e consente di perdere uno-due chili in un lampo. Dai menù qui proposti, con duplice alternativa, sono stati esclusi carne, pesce e uova. Per questo motivo, questa dieta non va protratta per oltre tre giorni. Al suo termine, vanno reintegrate le proteine animali.

1° GIORNO

Prima colazione

- Tè o caffè con dolcificante
- 1 yogurt magro o 1 frutto

Pranzo

- 1 piatto di verdure cotte e crude con salsa a piacere
- 1 patata lessa

In alternativa

▸ Insalata di arance e finocchi ◂

◉ **Ingredienti per 2 persone** 1 kg di finocchi, 2 arance, 1 cipolla, 2 cucchiaini di olio extravergine di oliva, sale, pepe

◉ **Esecuzione** Pulite e affettate la cipolla e i finocchi, sbucciate le arance e tagliatele a fette. Mettete la frutta e la verdura in un'insalatiera, condite con olio, sale, pepe e la cipolla. Tenete in frigorifero per circa 30 minuti a insaporire prima di servire.

Merenda

- 1 frutto o 1 yogurt magro

▸ Pennette con ragù vegano ◂

◉ **Ingredienti per 2 persone** 140 g di pennette, 100 g di funghi, 2 zucchine, 2 peperoni, 200 g di pomodori ramati, 1 melanzana, 1 carota, 1 spicchio di aglio, salvia, basilico, porro, 2 cucchiai di vino bianco, qualche goccia di tabasco, sale e peperoncino

◉ **Esecuzione** Pulite e tritate i funghi. Lavate le verdure e tagliatele grossolanamente, spellate i pomodori e riduceteli a dadini. Mettete tutto in una pentola antiaderente con le erbe aromatiche, l'aglio e il porro affettato sottile. Sfumate con il vino bianco, aggiungete tabasco, sale, peperoncino e lasciate cuocere a fiamma bassa per circa 10 minuti. Lessate le pennette al dente e conditele con il ragù vegano.

In alternativa

▸ Fusilli con le melanzane ◂

◉ **Ingredienti per 2 persone** 140 g di fusilli, 2 melanzane, 20 pomodorini da sugo, 10 olive nere denocciolate, basilico, 1 spicchio di aglio, 2 cucchiaini di olio extravergine di oliva, sale e peperoncino

-->

◉ **Esecuzione** Lavate e tagliate a metà i pomodorini e riducete a tocchetti le melanzane. Trasferite il tutto in una padella antiaderente e fate cuocere per circa 15 minuti. Aggiungete le olive denocciolate, il basilico, lo spicchio di aglio e terminate la cottura. Scolate la pasta al dente, conditela con il sugo di melanzane, l'olio, il peperoncino e mescolate bene.

2° GIORNO

Prima colazione

- Tè o caffè con dolcificante
- 1 yogurt magro o 1 frutto

Pranzo

- Una coppa di macedonia di frutta senza zucchero
- 1 panino integrale

In alternativa

▸ Teglia di verdure ◂

◉ **Ingredienti per 2 persone** 300 g di carciofi, 100 g di zucchine, 2 patate grosse, 200 g di fagiolini, 300 g di melanzane, 1/2 dado, prezzemolo, maggiorana, 1 limone, 1 spicchio di aglio, sale, peperoncino

◉ **Esecuzione** Private i carciofi delle foglie più dure, lavateli con acqua e il succo di 1/2 limone, asciugateli e tagliateli a fettine sottili. Pulite melanzane, zucchine, patate e tagliatele a rondelle. Pulite i fagiolini e tritate il prezzemolo, la maggiorana e l'aglio. Prendete una teglia da forno antiaderente e copritene il fondo con le verdure. Emulsionate il succo del 1/2 limone con sale, peperoncino, maggiorana, prezzemolo e aglio e versatelo sulle verdure. Sciogliete il dado in un bicchiere di acqua calda. Versate 2 cucchiai del brodo ottenuto sulle

-->

verdure, mescolate e aggiungete il rimanente. Coprite con carta da forno e cuocete a 180 °C per 15 minuti. Estraete la teglia, girate le verdure e completate la cottura per altri 15 minuti senza carta da forno.

Merenda

- 1 frutto o 1 yogurt magro

Cena

▸ Riso basmati con trevisana ◂

◉ **Ingredienti per 2 persone** 100 g di riso, 1 cespo di trevisana, 1 yogurt magro, capperi, 1 spicchio di aglio, prezzemolo, erba cipollina, 4 olive verdi denocciolate, basilico, senape, sale, peperoncino

◉ **Esecuzione** Lavate e tagliate a strisce la trevisana, poi scottatela in acqua bollente salata. Stemperate lo yogurt con la senape, i capperi, l'aglio, le olive, il peperoncino e le erbe aromatiche. Aggiungete la trevisana e lasciate riposare il composto per dargli il tempo di insaporire. Nel frattempo, lessate il riso al dente in abbondante acqua salata, mescolatelo con la salsa e servite.

▸ Ratatouille con patate e verdure ◂

◉ **Ingredienti per 2 persone** 2 melanzane piccole, 4 zucchine, 4 carciofi, 2 peperoni, 1 cipolla piccola, 4 patate piccole, 2 pomodori ramati, 2 carote, 100 g di fagiolini, prezzemolo, basilico, 1/2 spicchio di aglio, 1/2 dado, 2 cucchiaini di olio extravergine di oliva

◉ **Esecuzione** Pulite e tagliate tutte le verdure. Trasferitele in una padella antiaderente con il dado, l'aglio e due dita di acqua. Cuocete a fuoco lento per 30/40 minuti, mescolando di tanto in tanto. A fine cottura salate e aggiungete l'olio.

3° GIORNO

Prima colazione

- Tè o caffè con dolcificante
- 1 yogurt magro o 1 frutto

Pranzo

- 1 piatto di insalata di patate e fagiolini con salsa a piacere

In alternativa

▸ Zuppa paesana ◂

◉ **Ingredienti per 2 persone** 2 carote, 4 zucchine, 1 porro, 2 pomodori, 1 spicchio di aglio, 200 g di erbette, 200 g di fagiolini, 2 patate piccole, 1 peperone giallo, 1 melanzana, 1/2 cipolla, 1/2 dado, prezzemolo, basilico, 2 cucchiai di olio extravergine di oliva, sale, peperoncino

◉ **Esecuzione** Lavate le verdure e tagliatele a pezzetti, tritate l'aglio con la cipolla, il prezzemolo e il basilico. Mettete tutto in una pentola con acqua salata e il dado, e fate cuocere per 1 ora a fuoco basso e recipiente coperto. Versate la zuppa in una zuppiera e condite con olio e peperoncino.

Merenda

- 1 frutto o 1 yogurt magro

▸ Ditali con piselli ◂

◉ **Ingredienti per 2 persone** 160 g di ditali, 300 g di piselli surgelati, 1 porro, 1/2 dado, prezzemolo, 2 cucchiai di vino bianco, 2 cucchiaini di olio extravergine di oliva, sale e pepe

◉ **Esecuzione** Versate i piselli in una padella antiaderente con il porro affettato sottile, il dado e il vino bianco. Salate, coprite e fate cuocere a fiamma bassa, aggiungendo dell'acqua se necessario. Scolate i ditali al dente e versateli in una zuppiera. Unite i piselli, aggiungete l'olio a crudo e mescolate bene.

In alternativa

▸ Spaghettoni alla carrettiera ◂

◉ **Ingredienti per 2 persone** 140 g di spaghettoni, 400 g di pomodori freschi, 1 filetto di acciuga, 1 spicchio di aglio, 2 cucchiaini di pane integrale grattugiato, 2 cucchiai di vino bianco, 2 cucchiai di ricotta grattugiata, sale, pepe

-->

◉ **Esecuzione** in una padella antiaderente mettete il vino con l'acciuga, lo spicchio di aglio, l'origano, il pane grattugiato e fate rosolare. Aggiungete i pomodori e il sale e fate cuocere per 10/15 minuti a recipiente scoperto. Scolate la pasta al dente, ponetela in una ciotola, aggiungetevi la salsa di pomodoro, la ricotta grattugiata e il peperoncino. Mescolate bene e servite.

Perdi una taglia in 5 giorni

Tornare in forma in cinque giorni è possibile seguendo una dieta ben calibrata. Basta attenersi a un regime alimentare equilibrato, vario, che permetta così, senza grandi rinunce, di rientrare nel peso ideale. In questa dieta vanno limitati i grassi e tenuti sotto controllo gli zuccheri, abbondando invece con verdura e cibi ipocalorici, ma nello stesso tempo stuzzicanti e sazianti. È un regime alimentare che non crea troppe complicazioni: il pasto di mezzogiorno, ad esempio, consiste sempre in preparazioni semplici, facili da reperire. Alla fine della dieta scoprirete con soddisfazione di aver perso una taglia.

1° GIORNO

Prima colazione

- Caffè o tè con dolcificante
- 1 bicchiere di latte parzialmente scremato
- 2 fette biscottate

Metà mattina

- 1 yogurt magro

Pranzo

- Insalata mista a piacere (ad esempio, carote, finocchi e fagiolini) con salsa a piacere
- 1 panino integrale

Merenda

- 1 yogurt magro o 1 frutto

Cena

▸ Rigatoni con ragù di mare ◂

◉ **Ingredienti per 2 persone** 140 g di rigatoni, 300 g di filetti di merluzzo, 400 g di pomodori pelati, 1 spicchio di aglio, cipolla, prezzemolo, 2 cucchiaini di olio extravergine di oliva, 2 cucchiai di vino bianco, sale, peperoncino

◉ **Esecuzione** In una padella antiaderente rosolate l'aglio, la cipolla e il prezzemolo, sfumate con il vino bianco. Aggiungete i filetti di pesce spezzettati e il pomodoro, quindi cuocete per circa 15 minuti a fuoco basso. Scolate la pasta al dente, aggiungete l'olio, il peperoncino e mescolatela con il ragù di pesce.

Dopocena

- 1 tisana a piacere

2° GIORNO

Prima colazione
- Caffè o tè con dolcificante
- 1 bicchiere di latte parzialmente scremato
- 2 fette biscottate

Metà mattina
- 1 yogurt magro

Pranzo
- 1 piatto di verdure miste alla griglia
- 1 panino integrale

Merenda
- 1 yogurt magro o 1 frutto

Cena
- 2 patate lesse

▸ Battuta di tacchino pomodoro e origano ◂

◉ **Ingredienti per 2 persone** 300 g di fettine di tacchino, 400 g di pomodori pelati, origano, sale, capperi, 2 cucchiaini di olio extravergine di oliva, peperoncino in polvere

◉ **Esecuzione** Con il batticarne schiacciate le fettine di carne. In una teglia mettete i pomodori, un'abbondante presa di origano, il sale, i capperi e lasciate cuocere a fiamma bassa. Quando la salsa sarà pronta, unite la carne e il peperoncino a fiamma viva, coprite e lasciate cuocere per qualche minuto. Aggiungete l'olio a crudo e servite subito per evitare che la carne indurisca.

Dopocena

- 1 tisana a piacere

3° GIORNO

Prima colazione
- Caffè o tè con dolcificante
- 1 bicchiere di latte parzialmente scremato
- 2 fette biscottate

Metà mattina
- 1 yogurt magro

Pranzo
- 80 g di bresaola con limone
- Verdure crude a volontà con salsa a piacere

Merenda
- 1 yogurt magro o 1 frutto

Cena

▸ Pastina con brodo di verdure ◂

◉ **Ingredienti per 2 persone** 160 g di pastina tipo stelline, 50 g di spinaci, 1 carota, 1 zucchina, 1 patata, 1/2 scalogno, prezzemolo, basilico, sale, 2 cucchiaini di parmigiano grattugiato

◉ **Esecuzione** Lavate e mondate tutte le verdure, poi versatele in una pentola con acqua bollente salata; dopo circa 20 minuti, passate le verdure e tenetele da parte. Fate cuocere le stelline nel brodo di verdura. Scolatele e versatele in una zuppiera, unitevi il passato di verdure e il parmigiano, mescolate bene e servite.

Dopocena

- 1 tisana a piacere

4° GIORNO

Prima colazione
- Caffè o tè con dolcificante
- 1 bicchiere di latte parzialmente scremato
- 2 fette biscottate

Metà mattina
- 1 yogurt magro

Pranzo
- Un piatto di minestrone senza legumi

Merenda
- 1 yogurt magro o 1 frutto

Cena
- 1 panino integrale

Frittata con funghi e verdure

Ingredienti per 2 persone 4 uova, 2 zucchine, 100 g di spinaci, 200 g di champignon, 1/2 scalogno, noce moscata, 2 cucchiaini di olio extravergine di oliva, sale e pepe

Esecuzione Lavate le verdure, tagliatele e mettetele in una pentola antiaderente con lo scalogno tritato, 4 cucchiai di acqua e un po' di sale. Fate cuocere per circa 10 minuti. Sbattete le uova con la noce moscata e il sale. Scaldate una padella antiaderente, versatevi le uova e lasciatele rapprendere. Unite le verdure, spolverizzate con poco pepe e chiudete a omelette.

Dopocena

- 1 tisana a piacere

5 ° GIORNO

Prima colazione
- Caffè o tè con dolcificante
- 1 bicchiere di latte parzialmente scremato
- 2 fette biscottate

Metà mattina
- 1 yogurt magro

Pranzo
- 100 g di fiocchi di latte
- Verdure crude a volontà con salsa a piacere

Merenda
- 1 yogurt magro o 1 frutto

Cena

▸ Lumachine con lenticchie ◂

◉ **Ingredienti per 2 persone** 120 g di pasta tipo lumachine, 150 g di lenticchie in scatola, 4 pomodorini, 1 spicchio di aglio, 1 foglia di alloro, 1 carota, 1/2 cipolla, 2 cucchiaini di olio extravergine di oliva, sale e peperoncino

◉ **Esecuzione** Versate le lenticchie in una pentola capiente con la carota intera, i pomodorini schiacciati, l'aglio, la cipolla, l'alloro e 1/2 bicchiere di acqua. Lasciate cuocere piano a recipiente coperto per 15 minuti, quindi regolate di sale. Cuocete la pasta al dente e ponetela in una zuppiera con le lenticchie, private dell'alloro, della carota e dell'aglio. Aggiungete l'olio e il peperoncino, mescolate bene e servite.

Dopocena

- 1 tisana a piacere

Vegan-detox
7 giorni

In questo programma alimentare prevale il consumo di frutta e verdura, pasta, pane, legumi. Una dieta salutare, disintossicante che non prevede nessun alimento di origine animale. Un regime vegano, ma che non segue nessuna moda; che ruota attorno a prodotti vegetali, acquistati e consumati per tutelare la nostra salute ma anche l'ambiente. In questo regime alimentare l''anima' della dieta è la pasta. L'associazione con i legumi (pasta e ceci, pasta e fagioli, soia, eccetera) ne fa un piatto saporito e completo. Ceci, fagioli, piselli, lenticchie e fave, inoltre, sono ricchi di proteine: è proprio il contenuto di proteine, associato alla grande disponibilità di legumi nel nostro Paese, ad etichettarli come la 'carne dei poveri'. Come spuntino o per merenda, è preferibile la frutta secca a guscio: noci, mandorle, pistacchi, una categoria di alimenti ad elevata densità energetica. Se ne consiglia quindi un consumo controllato. Per dopocena si può anche mangiare un quadretto di cioccolato fondente. In definitiva, un regime alimentare che non crea troppe complicazioni, dove il pasto di metà giornata, ad esempio, consiste spesso in preparazioni semplici da consumare sia al bar sia al ristorante.

1° GIORNO

Prima colazione

- Caffè o tè con dolcificante
- Bevande o yogurt vegetali con cereali integrali o 3 fette biscottate

Metà mattina

- 1 spremuta di agrumi o 1 porzione di frutta secca a guscio (15 pistacchi o 10 mandorle o 3 noci)

Pranzo

- 1 piatto di minestrone con legumi

Merenda

- 1 porzione di frutta secca a guscio (15 pistacchi o 10 mandorle o 3 noci) o 1 yogurt di soia

Cena

▸ Brodo di verdure con risoni ◂

◉ **Ingredienti per 2 persone** 120 g di risoni, 2 patate piccole, 4 zucchine, 200 g di fagiolini, 100 g di zucca, 2 carote, 4 asparagi, 150 g di erbette, 150 g di verza, 100 g di catalogna, porro, scalogno, 2 pomodori, prezzemolo, 1/2 dado vegetale vegano, 4 cucchiaini di olio extravergine di oliva, sale, peperoncino in polvere

◉ **Esecuzione** Lavate le verdure e tagliatele grossolanamente, mettetele in una pentola piena a metà di acqua fredda e portate a bollore. Aggiungete il dado e fate sobbollire per circa 20 minuti. Cuocete i risoni, scolateli e versateli in una zuppiera con le verdure, insaporite con l'olio crudo e il peperoncino.

Dopocena

- 1 frutto a piacere o 1 quadretto di cioccolato nero

2° GIORNO

Prima colazione

- Caffè o tè con dolcificante
- Bevande o yogurt vegetali con cereali integrali o 3 fette biscottate

Metà mattina

- 1 spremuta di agrumi o 1 porzione di frutta secca a guscio (15 pistacchi o 10 mandorle o 3 noci)

Pranzo

- 1 piatto di verdure miste alla griglia

Merenda

- 1 porzione di frutta secca a guscio (15 pistacchi o 10 mandorle o 3 noci) o 1 yogurt di soia

Cena

- 1 piatto di insalata con salsa a piacere

▸ Pipe rigate con fave e carciofi ◂

◉ **Ingredienti per 2 persone** 140 g di pipe rigate, 200 g di carciofi, 200 g di fave surgelate, 1/2 scalogno, 1/2 dado di verdure vegano, prezzemolo, 4 cucchiaini di olio extravergine di oliva, sale e peperoncino

◉ **Esecuzione** pulite e lavate le verdure. Preparate il brodo con il dado. In una pentola antiaderente versate il brodo e lo scalogno tritato sottile, aggiungetevi le verdure, il trito di prezzemolo, coprite e lasciate cuocere a fiamma bassa. Fate cuocere la pasta in abbondante acqua leggermente salata. A fine cottura controllate di sale, aggiungete l'olio e il peperoncino, scolate la pasta al dente, mescolate e servite.

Dopocena

- 1 frutto o 1 quadretto di cioccolato nero

3° GIORNO

Prima colazione

- Caffè o tè con dolcificante
- Bevande o yogurt vegetali con cereali integrali o 3 fette biscottate

Metà mattina

- 1 spremuta di agrumi o 1 porzione di frutta secca a guscio (15 pistacchi o 10 mandorle o 3 noci)

Pranzo

- 1 piatto di lattuga con salsa a piacere
- 1 hamburger di soia

Merenda

- 1 porzione di frutta secca a guscio (15 pistacchi o 10 mandorle o 3 noci) o 1 yogurt di soia

Cena

- 1 panino integrale

▸ Mais in chicchi con cicoria di campo ◂

◉ **Ingredienti per 2 persone** 160 g di mais in scatola, 200 g di cicoria, aglio, rosmarino, basilico, prezzemolo, erba cipollina, 8 olive verdi denocciolate, capperi, senape, 2 cucchiai di crema di soia, 4 cucchiaini di olio extravergine di oliva, sale, peperoncino

◉ **Esecuzione** Lavate e tagliate a strisce la cicoria e scottatela in acqua bollente salata. Stemperate la crema di soia con la senape, i capperi, l'aglio, le olive, il peperoncino e le erbe aromatiche. Aggiungete la cicoria e lasciate riposare il composto per dargli il tempo di insaporire. Nel frattempo, mettete sul fuoco il mais in abbondante acqua salata; una volta caldo mescolatelo con la salsa. Lasciate intiepidire, aggiungete l'olio e servite.

Dopocena

- 1 frutto o 1 quadretto di cioccolato nero

4° GIORNO

Prima colazione

- Caffè o tè con dolcificante
- Latte o yogurt vegetali con cereali integrali o 3 fette biscottate

Metà mattina

- 1 spremuta di agrumi o 1 porzione di frutta secca a guscio (15 pistacchi o 10 mandorle o 3 noci)

Pranzo

- 1 pizza marinara (pomodoro, origano, aglio) con poco olio

Merenda

- 1 porzione di frutta secca a guscio (15 pistacchi o 10 mandorle o 3 noci) o 1 yogurt di soia

Cena

- 1 piatto di verdure cotte e crude con salsa a piacere

▸ Fettine di tofu con peperoni ◂

◉ **Ingredienti per 2 persone** 400 g di tofu a fettine, 3 peperoni, 1/2 cipolla, 2 cucchiaini scarsi di brodo vegetale granulare vegano, 2 cucchiaini di salsa di soia, 4 chiodi di garofano, 4 cucchiaini di olio extravergine di oliva, sale

◉ **Esecuzione** Lavate i peperoni, mondateli e riduceteli in striscioline. Metteteli in una padella antiaderente con l'olio, la cipolla e un pizzico di sale. Aggiungete la salsa di soia, il brodo vegetale granulare e 2 bicchieri di acqua. Coprite e fate cuocere a fiamma bassa. Dopo 10 minuti unite il tofu e fate cuocere per 5-6 minuti ancora. Servite tiepido.

Dopocena

- 1 frutto o 1 quadretto di cioccolato nero

5° GIORNO

Prima colazione
- Caffè o tè con dolcificante
- Latte o yogurt vegetali con cereali integrali o 3 fette biscottate

Metà mattina
- 1 spremuta di agrumi o 1 porzione di frutta secca a guscio (15 pistacchi o 10 mandorle o 3 noci)

Pranzo
- 1 piatto di patate e piselli al vapore con salsa a piacere

Merenda
- 1 porzione di frutta secca a guscio (15 pistacchi o 10 mandorle o 3 noci) o 1 yogurt di soia

Cena
- 1 piatto di carote con salsa a piacere

▸ Fusilli con zucchine e pomodorini ◂

◉ **Ingredienti per 2 persone** 160 g di fusilli, 200 g di pomodori ciliegini, 200 g di zucchine, 2 cucchiaini di olio extravergine di oliva, 1 scalogno, 2 cucchiaini di formaggio grattugiato vegano, sale, pepe e prezzemolo tritato

◉ **Esecuzione** Lavate le zucchine e riducetele a rondelle, pulite i pomodori e tagliateli a pezzetti. Trasferite il tutto in una terrina a insaporire con sale e pepe. Tritate lo scalogno e mettetelo in una padella antiaderente con l'olio e 2 dita di acqua e fatelo appassire, poi unite le verdure e finite la cottura a fiamma vivace. Cuocete la pasta, scolatela, mescolatela con il pomodoro e le zucchine, condite con prezzemolo tritato, sale e pepe, formaggio grattugiato vegano e servite.

Dopocena

- 1 frutto o 1 quadretto di cioccolato nero

6° GIORNO

Prima colazione

- Caffè o tè di soia con dolcificante
- Latte o yogurt vegetali con cereali integrali o 3 fette biscottate

Metà mattina

- 1 spremuta di agrumi o 1 porzione di frutta secca a guscio (15 pistacchi o 10 mandorle o 3 noci)

Pranzo

- 1 piatto di minestra di verdure con crostini di pane

Merenda

- 1 porzione di frutta secca a guscio (15 pistacchi o 10 mandorle o 3 noci) o 1 yogurt di soia

Cena

- 1 piatto di insalata con salsa a piacere

Cavatelli e legumi misti

Ingredienti per 2 persone 160 g cavatelli, 200 g di legumi misti, 4 pomodorini, 2 foglie di alloro, rosmarino, 1 spicchio di aglio, 4 cucchiaini di olio extravergine di oliva, sale e pepe

Esecuzione Mettete i legumi in una padella antiaderente con l'aglio, i pomodorini tagliati a dadini, il rosmarino e l'alloro. Fate insaporire a fiamma bassissima per circa 10 minuti. Cuocete la pasta, scolatela e conditela con i legumi. Aggiungete l'olio, regolate di sale e pepe e servite.

Dopocena

- 1 frutto o 1 quadretto di cioccolato nero

7° GIORNO

Prima colazione

- Caffè o tè con dolcificante
- Latte o yogurt vegetali con cereali integrali o 3 fette biscottate

Metà mattina

- 1 spremuta di agrumi o 1 porzione di frutta secca a guscio (15 pistacchi o 10 mandorle o 3 noci)

Pranzo

- 1 piatto di zuppa ai tre cereali con salsa a piacere

Merenda

- 1 porzione di frutta secca a guscio (15 pistacchi o 10 mandorle o 3 noci) o 1 yogurt di soia

Cena

- Verdure in pinzimonio con salsa a piacere

▸ Spaghetti con ragù finto piccante ◂

◉ **Ingredienti per 2 persone** 160 g di spaghetti, 100 g di funghi, 4 zucchine, 2 peperoni, 200 g di pomodori ramati, 2 melanzane, 1 carota, 1 spicchio di aglio, salvia, basilico, porro, 2 cucchiai di vino bianco certificato vegano, qualche goccia di tabasco, 2 cucchiaini di formaggio grattugiato vegano, 2 cucchiaini di olio extravergine di oliva, sale e peperoncino

◉ **Esecuzione** Pulite e tritate i funghi. Lavate le verdure e tagliatele grossolanamente, spellate i pomodori e riduceteli a dadini. Mettete tutto in una pentola antiaderente con le erbe aromatiche, l'aglio e il porro affettato sottile. Sfumate con il vino bianco, aggiungete l'olio, il tabasco, il sale, il peperoncino e lasciate cuocere a fiamma bassa per circa 10 minuti. Lessate gli spaghetti al dente, scolateli e conditeli con il ragù di verdure e il formaggio.

Dopocena

- 1 frutto o 1 quadretto di cioccolato nero

La dieta dell'acqua

Quella di 'bere più acqua' è sempre stata una delle raccomandazioni dei nutrizionisti per raggiungere e mantenere un peso equilibrato. Il corpo umano necessità di almeno due litri di acqua al giorno, ce lo suggeriscono i maggiori esperti mondiali, supportati da studi scientifici. Il 20% del nostro fabbisogno viene assicurato dagli alimenti che ingeriamo, soprattutto frutta e verdura. Il restante 80% deve essere, per forza di cose, introdotto bevendo acqua. Priva di calorie, è da considerarsi un vero e proprio nutriente, fondamentale per la crescita e il rinnovamento delle strutture del nostro organismo.

Ma l'importanza dell'azione dell'acqua è legata anche a un altro fenomeno: la termogenesi, cioè la produzione di calore dell'organismo. È quanto emerge da alcuni studi che hanno valutato l'effetto dell'acqua sul tasso metabolico, cioè quante calorie vengono bruciate dal nostro organismo ogni giorno. I ricercatori hanno scoperto che bere 2 bicchieri di acqua (500 ml) a temperatura ambiente (22 °C) al giorno, può aumentare del 30% il tasso metabolico sia degli uomini sia delle donne coinvolte nello studio. L'incremento iniziava 10 minuti dopo aver bevuto e raggiungeva il suo apice a distanza di 30-40 minuti. Inoltre, è stato osservato che, fondamentalmente, questo effetto si deve al fatto che l'acqua nel nostro organismo viene portata da 22 °C a 37 °C. Questo innalzamento della temperatura è in grado di 'bruciare' i grassi negli uomini e i carboidrati nelle donne. Insomma: l'acqua fa dimagrire non perché con la pancia piena di liquidi non abbiamo nessuna voglia di mangiare, almeno non solo per questo, ma perché bevendo avviamo una serie di meccanismi metabolici che ci aiutano realmente a perdere peso. Oltre all'effetto termogenico, i ricercatori sottolineano il ruolo della 'spinta metabolica' dei muscoli conseguente all'idratazione: un tessuto muscolare correttamente idratato è più attivo dal punto di vista metabolico.

Se nella nostra dieta quotidiana introduciamo almeno 8 bicchieri di acqua e abbiniamo un'attività fisica costante avremo dei risultati visibili e duraturi nel tempo.

Questa dieta dura 7 giorni e, come potete vedere, tratta l'acqua come vero e proprio 'alimento'.

1° GIORNO

Prima colazione
- 2 bicchieri di acqua
- Caffè o tè con dolcificante
- 1 bicchiere di latte parzialmente scremato o 1 bicchiere di bevanda vegetale
- 3 fette biscottate integrali o 30 g di cereali

Metà mattina
- 1 frutto o 1 porzione di frutta secca a guscio (10 mandorle o 3 noci o 15 pistacchi)

Pranzo
- 2 bicchieri di acqua
- 1 piatto di verdure alla griglia
- 1 panino integrale

Merenda
- 1 quadretto di cioccolato nero o 1 porzione di frutta secca a guscio (10 mandorle o 3 noci o 15 pistacchi)

Cena
- 2 bicchieri di acqua

▸ Ditaloni con pomodorini e tonno ◂

◉ **Ingredienti per 2 persone** 140 g di ditaloni, 200 g di tonno all'acqua, capperi, 2 acciughe, 1 spicchio di aglio,

-->

10 olive liguri denocciolate, 250 g di pomodori ciliegini, 2 cucchiaini di olio extravergine di oliva, origano, prezzemolo, sale, pepe

◉ **Esecuzione** Preparate un sughetto a crudo mettendo in una terrina i pomodori lavati e tagliati, lo spicchio di aglio intero schiacciato, una manciata di origano, i capperi, le acciughe a pezzetti, le olive, l'olio e il sale. Spezzettate il tonno, aggiungetelo ai pomodori e mescolate. Lessate la pasta. Scaldate una padella abbastanza larga da contenere la pasta, scolatela al dente, unite il sugo e saltate in padella per 2-3 minuti per farla insaporire. Cospargete di prezzemolo fresco tritato, spolverate con pepe e servite.

Dopocena

- 1 frutto a piacere

2° GIORNO

Prima colazione

- 2 bicchieri di acqua
- Caffè o tè con dolcificante
- 1 bicchiere di latte parzialmente scremato o 1 bicchiere di bevanda vegetale
- 3 fette biscottate integrali o 30 g di cereali

Metà mattina

- 1 frutto o 1 porzione di frutta secca a guscio (10 mandorle o 3 noci o 15 pistacchi)

Pranzo

- 2 bicchieri di acqua
- 80 g di salmone affumicato
- 1 piatto di insalata mista con salsa a piacere

Merenda

- 1 quadretto di cioccolato nero o 1 porzione di frutta secca a guscio (10 mandorle o 3 noci o 15 pistacchi)

Cena

- 2 bicchieri di acqua
- 1 panino integrale
- **Padellata di verdure** -->

▸ Padellata di verdure ◂

◉ **Ingredienti per 2 persone** 2 melanzane, 6 zucchine, 4 carciofi, 2 peperoni, 2 cipolle piccole, 2 patate, 4 pomodori ramati, 4 carote, 200 g di fagiolini, prezzemolo, basilico, 1/2 spicchio di aglio, 1/2 dado, sale, 2 cucchiaini di olio extravergine di oliva

◉ **Esecuzione** pulite e tagliate tutte le verdure. Mettetele in una padella antiaderente con il dado, l'aglio e due dita di acqua. Cuocete a fuoco lento per 30/40 minuti, mescolando ogni tanto. A fine cottura eliminate l'aglio, salate e aggiungete l'olio.

Dopocena

- 1 frutto a piacere

3° GIORNO

Prima colazione

- 2 bicchieri di acqua
- Caffè o tè con dolcificante
- 1 bicchiere di latte parzialmente scremato o 1 bicchiere di bevanda vegetale
- 3 fette biscottate integrali o 30 g di cereali

Metà mattina

- 1 frutto o 1 porzione di frutta secca a guscio (10 mandorle o 3 noci o 15 pistacchi)

Pranzo

- 2 bicchieri di acqua
- 1 pizza baby marinara (pomodoro, origano e aglio) con poco olio

Merenda

- 1 quadretto di cioccolato nero o 1 porzione di frutta secca a guscio (10 mandorle o 3 noci o 15 pistacchi)

Cena

- 2 bicchieri di acqua
- 1 piatto di insalata con salsa a piacere
- **Polpette di spada al limone** -->

▸ Polpette di spada al limone ◂

◉ **Ingredienti per 2 persone** 300 g di pesce spada pulito, 2 limoni con foglie, 160 g di insalata valeriana, 2 cetrioli piccoli, 2 cucchiaini di olio extravergine di oliva, sale, pepe bianco in grani

◉ **Esecuzione** Pulite i cetrioli e riduceteli a tocchetti. Tritate il pesce spada e preparate due polpette piuttosto schiacciate, che racchiuderete fra due foglie di limone. Rosolate a fuoco moderato le schiacciatine in una padella antiaderente con l'olio e il succo di 1/2 limone. Insaporite con un pizzico di sale e una macinata di pepe. Irrorateli con il succo dell'altro 1/2 limone e spegnete non appena il fondo di cottura si sarà ristretto. Lavate la valeriana e sistematela sul piatto di portata con il cetriolo a tocchetti e un limone privato della buccia. Condite con sale, pepe e il sughetto del pesce spada, che avrete privato delle foglie di limone, e servite.

Dopocena

- 1 frutto a piacere

4° GIORNO

Prima colazione
- 2 bicchieri di acqua
- Caffè o tè con dolcificante
- 1 bicchiere di latte parzialmente scremato o 1 bicchiere di bevanda vegetale
- 3 fette biscottate integrali o 30 g di cereali

Metà mattina
- 1 frutto o 1 porzione di frutta secca a guscio (10 mandorle o 3 noci o 15 pistacchi)

Pranzo
- 2 bicchieri di acqua
- 1 piatto di verdure cotte e crude con salsa a piacere
- 1 panino integrale

Merenda
- 1 quadretto di cioccolato nero o 1 porzione di frutta secca a guscio (10 mandorle o 3 noci o 15 pistacchi)

Cena
- 2 bicchieri di acqua

▸ Couscous di grano saraceno con lenticchie e bietole ◂

◉ **Ingredienti per 2 persone** 100 g di couscous, 200 g di lenticchie in scatola, 200 g di bietole, 6 pomodorini,

-->

aglio, 1 foglia di alloro, 1 carota, 1 cipolla, 4 cucchiaini di olio extravergine di oliva, sale, peperoncino

◉ **Esecuzione** Pulite e lavate le bietole. Versate le lenticchie in una pentola capiente con la carota intera, i pomodorini schiacciati, l'aglio, la cipolla, l'alloro e 1 bicchiere di acqua. Lasciate cuocere a fiamma bassa e recipiente coperto per circa 10 minuti, quindi salate. Aggiungete le bietole e continuate la cottura. Scaldate il couscous già pronto e ponetelo in una zuppiera con le lenticchie e la verdura da cui avrete tolto la foglia di alloro, la carota e l'aglio. Aggiungete l'olio e il peperoncino, mescolate bene e servite.

Dopocena

- 1 frutto a piacere

5° GIORNO

Prima colazione
- 2 bicchieri di acqua
- Caffè o tè con dolcificante
- 1 bicchiere di latte parzialmente scremato o 1 bicchiere di bevanda vegetale
- 3 fette biscottate integrali o 30 g di cereali

Metà mattina
- 1 frutto o 1 porzione di frutta secca a guscio (10 mandorle o 3 noci o 15 pistacchi)

Pranzo
- 2 bicchieri di acqua
- 1 piatto di insalata verde con salsa a piacere
- 1 uovo sodo
- 1 panino integrale

Merenda
- 1 quadretto di cioccolato nero o 1 porzione di frutta secca a guscio (10 mandorle o 3 noci o 15 pistacchi)

Cena
- 2 bicchieri di acqua
- **Pancotto e cime di rapa** -->

▸ Pancotto e cime di rapa ◂

◉ **Ingredienti per 2 persone** 1 kg di cime di rapa, 1 porro, 1 spicchio di aglio, 120 g di pane pugliese, 2 cucchiaini di olio extravergine di oliva, sale, pepe nero

◉ **Esecuzione** Pulite bene le cime di rapa. Portate a bollore una pentola piena a metà di acqua, aggiungetevi le verdure, il sale e lo spicchio di aglio, coprite e lasciate stufare a fiamma bassa. Una volta cotte le verdure eliminate l'aglio, aggiungete il pane spezzettato e continuate la cottura per altri 5 minuti per fare ammorbidire il pane. Affettate sottilmente il porro e distribuitelo sul fondo di due terrine. Scolate le verdure e il pane, versate il tutto nelle terrine, quindi condite con l'olio, regolate di sale e spolverate con poco pepe nero.

Dopocena

- 1 frutto a piacere

6° GIORNO

Prima colazione

- 2 bicchieri di acqua
- Caffè o tè con dolcificante
- 1 bicchiere di latte parzialmente scremato o 1 bicchiere di bevanda vegetale
- 3 fette biscottate integrali o 30 g di cereali

Metà mattina

- 1 frutto o 1 porzione di frutta secca a guscio (10 mandorle o 3 noci o 15 pistacchi)

Pranzo

- 2 bicchieri di acqua
- 1 battuta di vitello
- 1 piatto di carote e finocchi con salsa a piacere
- 1 panino integrale

Merenda

- 1 quadretto di cioccolato nero o 1 porzione di frutta secca a guscio (10 mandorle o 3 noci o 15 pistacchi)

Cena

- 2 bicchieri di acqua
- **Tagliolini al pomodoro e olive** -->

▸ Tagliolini al pomodoro e olive ◂

Ingredienti per 2 persone 160 g di tagliolini, 400 g di pomodorini, 1 spicchio di aglio, capperi, 10 olive taggiasche, basilico, peperoncino, 2 cucchiaini di olio extravergine di oliva, 2 cucchiaini di pinoli, sale

Esecuzione Tritate grossolanamente i capperi, il basilico e le olive. Tagliate i pomodorini a pezzetti, schiacciateli leggermente per privarli dell'acqua di vegetazione, poi metteteli in una ciotola con lo spicchio di aglio intero schiacciato. Unite il trito di capperi e olive, l'olio, il sale, il peperoncino e i pinoli. Lessate al dente i tagliolini, scolateli e uniteli al sugo, mescolando bene.

Dopocena

- 1 frutto a piacere

7° GIORNO

Prima colazione
- 2 bicchieri di acqua
- Caffè o tè con dolcificante
- 1 bicchiere di latte parzialmente scremato o 1 bicchiere di bevanda vegetale
- 3 fette biscottate integrali o 30 g di cereali

Metà mattina
- 1 frutto o 1 porzione di frutta secca a guscio (10 mandorle o 3 noci o 15 pistacchi)

Pranzo
- 2 bicchieri di acqua
- 1 piatto di carciofi e fagiolini al vapore con salsa a piacere
- 1 panino integrale

Merenda
- 1 quadretto di cioccolato nero o 1 porzione di frutta secca a guscio (10 mandorle o 3 noci o 15 pistacchi)

Cena
- 2 bicchieri di acqua

▸ Riso al ragù di triglia ◂

◉ **Ingredienti per 4 persone** 140 g di riso, 100 g di filetti di triglia, 400 g di pomodori pelati, 1 spicchio di aglio,

-->

cipolla, prezzemolo, 2 cucchiaini di olio extravergine di oliva, 4 cucchiai di vino bianco, sale, peperoncino

◉ **Esecuzione** Fate cuocere il riso in abbondante acqua leggermente salata. In una padella antiaderente rosolate l'aglio, la cipolla e il prezzemolo, poi sfumate con il vino bianco. Aggiungete i filetti di pesce e i pomodori. Cuocete a fuoco basso per circa 15 minuti. Scolate il riso, aggiungete l'olio, il peperoncino e mescolate con il ragù di pesce.

Dopocena
- 1 frutto a piacere

Pancia piatta

Pantaloni che non si allacciano, gonne che tirano... La pancia gonfia è uno dei problemi con cui molti devono fare i conti. Non c'è da allarmarsi oltremodo: spesso il gonfiore è determinato da una scelta poco ponderata degli alimenti di cui facciamo uso. Alcuni di essi, infatti, una volta giunti nell'intestino fermentano e producono gas, creando tensione a livello addominale.

Questa dieta, della durata di 7 giorni, propone alimenti che non causano questi inconvenienti. Chi ha la tendenza al gonfiore addominale, inoltre, dovrebbe iniziare la giornata con dei probiotici, alleati del nostro intestino, e finire sempre il pasto con una tisana di semi di finocchio, di menta, di anice, tiglio, camomilla, zenzero. Non è proibito, per chi è solito farlo, bere un bicchiere di vino rosso a pasto. A questo va accompagnato un litro di acqua al giorno, da sorseggiare durante la giornata. In fondo al capitolo troverete un elenco degli 'alimenti sì' e degli 'alimenti no' per chi ha la tendenza al gonfiore addominale, ma attenzione: non tutti, infatti, reagiamo allo stesso modo, e alimenti che tendono ad accentuare la tensione addominale in alcuni, in altri non lo fanno affatto. A questo proposito, ad esempio dovreste prestare attenzione se dopo aver bevuto un bicchiere di latte vi sentite gonfi, oppure se questo accade dopo aver mangiato un certo tipo di verdure o un alimento particolare. In ogni caso, se il disturbo dovesse persistere, è consigliabile rivolgersi a uno specialista.

1° GIORNO

Prima colazione
- Caffè o tè
- 1 bicchiere di latte o 1 yogurt di soia o di riso
- 3 fette biscottate o 30 g di cereali

Metà mattina
- 1 spremuta di agrumi o 1 porzione di frutta secca a guscio (15 pistacchi o 10 mandorle o 3 noci)

Pranzo
- 1 panino con 70 g di prosciutto crudo, lattuga e pomodorini

Merenda
- 1 yogurt di soia o 1 quadretto di cioccolato fondente

Cena

▸ Linguine con peperoni ◂

◉ **Ingredienti per 2 persone** 160 g di linguine, 400 g di peperoni gialli, 1 cucchiaino di senape in grani, 2 cucchiaini di olio extravergine di oliva, 2 cucchiaini di panna di soia, basilico, 1 spicchio di aglio, peperoncino

◉ **Esecuzione** Lavate i peperoni e riduceteli a striscioline. Poneteli in una padella antiaderente, con lo spic-

-->

chio di aglio schiacciato, i grani di senape e poca acqua, coprite e portate a cottura. Aggiungete il basilico tritato e la panna, mescolate e fate ridurre a fiamma viva per circa 5 minuti. Cuocete la pasta. Mettete in una ciotola la salsa con i peperoni, l'olio, amalgamate e cospargete di peperoncino. Aggiungete la pasta al dente, mescolate e servite.

Dopocena

- 1 tisana

2° GIORNO

Prima colazione
- Caffè o tè
- 1 bicchiere di latte o 1 yogurt di soia o di riso
- 3 fette biscottate o 30 g di cereali

Metà mattina
- 1 spremuta di agrumi o 1 porzione di frutta secca a guscio (15 pistacchi o 10 mandorle o 3 noci)

Pranzo
- 80 g di riso bollito
- 1 cucchiaino di parmigiano
- 1 cucchiaino di olio extravergine di oliva

Merenda
- 1 yogurt di soia o 1 quadretto di cioccolato fondente

Cena
- 1 panino integrale

▸ Frittata con erbette ◂

◉ **Ingredienti per 2 persone** 4 uova, 400 g di erbette, 1 spicchio di aglio, 1/2 scalogno, prezzemolo, erba cipollina, sale, peperoncino in polvere

◉ **Esecuzione** Cuocete le erbette in abbondante acqua

-->

salata. Una volta pronte, trasferitele in una padella antiaderente. Unite lo spicchio di aglio intero, le erbe tritate con lo scalogno e fate cuocere per circa 5 minuti. Eliminate lo spicchio di aglio. Sbattete le uova con il sale. Scaldate una padella antiaderente, versate le uova e lasciatele rapprendere. Unite la verdura, spolverizzate con poco peperoncino e chiudete a frittata.

Dopocena

- 1 tisana

3° GIORNO

Prima colazione

- Caffè o tè
- 1 bicchiere di latte o 1 yogurt di soia o di riso
- 3 fette biscottate o 30 g di cereali

Metà mattina

- 1 spremuta di agrumi o 1 porzione di frutta secca a guscio (15 pistacchi o 10 mandorle o 3 noci)

Pranzo

- Un piatto di verdure cotte e crude
- 1 patata bollita
- 1 cucchiaino di aceto balsamico
- 1 cucchiaino di olio extravergine di oliva

Merenda

- 1 yogurt di soia o 1 quadretto di cioccolato fondente

Cena

- Insalata di carote crude con aceto balsamico
- 1 panino integrale
- **Carne alla pizzaiola** --->

Carne alla pizzaiola

Ingredienti per 2 persone 400 g di fettine di carne, 1 spicchio di aglio, origano, 20 pomodorini da sugo, capperi, 2 cucchiai di olio extravergine di oliva, sale e peperoncino in polvere

Esecuzione Pulite i pomodorini, tagliateli a metà e uniteli, in una padella antiaderente, ai capperi, allo spicchio di aglio e all'origano e salate. Fate cuocere per circa 15 minuti, aggiungetevi le fettine di carne e, quando saranno cotte, aggiungete l'olio e il peperoncino.

Dopocena

- 1 tisana

4° GIORNO

Prima colazione

- Caffè o tè
- 1 bicchiere di latte o 1 yogurt 1 yogurt di soia o di riso
- 3 fette biscottate o 30 g di cereali

Metà mattina

- 1 spremuta di agrumi o 1 porzione di frutta secca a guscio (15 pistacchi o 10 mandorle o 3 noci)

Pranzo

- 80 g di riso bollito
- 1 cucchiaino di parmigiano
- 1 cucchiaino di olio extravergine di oliva

Merenda

- 1 yogurt di soia o 1 quadretto di cioccolato fondente

Cena

- Finocchi e zucchine a vapore con salsa di soia
- 1 panino integrale

▸ Spigola all'acqua pazza ◂

Ingredienti per 2 persone 400 g di filetti di spigola, 2 spicchi di aglio, 10 pomodorini, 1 mazzetto di prezzemolo, 2 cucchiai di vino bianco, 2 cucchiai di olio extravergine di oliva, sale e pepe

-->

◉ **Esecuzione** Lavate i filetti di pesce e poneteli in una teglia bassa piena per metà di acqua. Disponetevi i pomodorini puliti e tagliati a metà, il prezzemolo tritato e l'aglio a fettine, irrorate con il vino, salate e pepate. Coprite e lasciate cuocere per circa 15 minuti. Disponete il pesce su un vassoio con un po' del liquido di cottura e irrorate con l'olio.

Dopocena

- 1 tisana

5° GIORNO

Prima colazione

- Caffè o tè
- 1 bicchiere di latte o 1 yogurt di soia o di riso
- 3 fette biscottate o 30 g di cereali

Metà mattina

- 1 spremuta di agrumi o 1 porzione di frutta secca a guscio (15 pistacchi o 10 mandorle o 3 noci)

Pranzo

- 1 paillard di manzo ai ferri da 150 g
- Insalata verde a piacere
- 1 cucchiaino di aceto balsamico

Merenda

- 1 yogurt di soia o 1 quadretto di cioccolato fondente

Cena

▸ Fusilli saporiti ◂

◉ **Ingredienti per 2 persone** 160 g di fusilli, 1/2 scalogno, 1 zucchina, 1 melanzana, 1 peperone, 20 pomodorini da sugo, 10 olive nere denocciolate, 10 olive verdi denocciolate, 1 spicchio di aglio, basilico, 2 cucchiai di vino bianco, 2 cucchiai di olio extravergine di oliva, sale, peperoncino

-->

◉ **Esecuzione** Lavate e tagliate a metà i pomodorini, privateli dell'acqua di vegetazione. Pulite e tagliate a tocchetti il peperone, la melanzana e la zucchina. Preparate un trito con lo scalogno e lo spicchio di aglio intero, mettetelo ad appassire in una padella antiaderente con il vino bianco. Unite le verdure, le olive, il peperoncino e il basilico. Salate e cuocete a fiamma bassa per circa 15 minuti. Lessate i fusilli in abbondante acqua salata, scolateli al dente e conditeli con il sugo di verdure e l'olio. Mescolate e lasciate intiepidire prima di servire.

Dopocena

- 1 tisana

6° GIORNO

Prima colazione
- Caffè o tè
- 1 bicchiere di latte o 1 yogurt di soia o di riso
- 3 fette biscottate o 30 g di cereali

Metà mattina
- 1 spremuta di agrumi o 1 porzione di frutta secca a guscio (15 pistacchi o 10 mandorle o 3 noci)

Pranzo
- 80 g di riso bollito
- 1 cucchiaino di parmigiano
- 1 cucchiaino di olio extravergine di oliva

Merenda
- 1 yogurt di soia o 1 quadretto di cioccolato fondente

Cena

▸ Pasta e patate ◂

Ingredienti 160 g di pasta, 2 patate, 4 pomodorini, 1/2 cipolla, 2 cucchiaini di olio extravergine di oliva, 2 cucchiaini di parmigiano, 4 gherigli di noci, sale, peperoncino in polvere

Esecuzione Pulite la cipolla e tagliatela a fettine sot-

--→

tili. Sbucciate le patate e riducetele a tocchetti. Lavate i pomodorini, tagliateli a metà e poneteli in un tegame con metà dell'olio, la cipolla e lasciate cuocere per qualche minuto. Aggiungetevi le patate e fatele rosolare. Dopo qualche minuto versate 1 bicchiere di acqua e continuate la cottura a recipiente coperto. Tritate i gherigli delle noci. Scolate la pasta al dente mettetela in una terrina, aggiungetevi le patate, le noci, il formaggio grattugiato e spolverate con il peperoncino. Mescolate bene e servite.

Dopocena

- 1 tisana

7° GIORNO

Prima colazione

- Caffè o tè
- 1 bicchiere di latte o 1 yogurt di soia o di riso
- 3 fette biscottate o 30 g di cereali

Metà mattina

- 1 spremuta di agrumi o 1 porzione di frutta secca a guscio (15 pistacchi o 10 mandorle o 3 noci)

Pranzo

- 1 panino con 70 g di bresaola e rucola

Merenda

- 1 yogurt di soia o 1 quadretto di cioccolato fondente

Cena

- 1 panino integrale

▸ Dadolata di tofu pomodoro e origano ◂

◉ **Ingredienti per 2 persone** 300 g di tofu (a dadi), 1 spicchio di aglio, 250 g di pomodori pelati, una manciata di origano, 4 cucchiai di vino rosso, 2 cucchiaini di olio, sale, peperoncino in polvere

◉ **Esecuzione** In una padella antiaderente ponete l'olio, lo spicchio di aglio, i pomodori pelati schiacciati

-->

con una forchetta, il vino, l'origano e un pizzico di sale. Quando la salsa sarà cotta, unite il tofu e fate cuocere per circa 5-6 minuti. Aggiungete il peperoncino e servite caldo.

Dopocena

- 1 tisana

ALIMENTI DIETA DELLA PANCIA PIATTA

Alimenti sì	Alimenti no
Acqua non effervescente	Bevande gassate o troppo zuccherine
Cotture non elaborate	Cotture elaborate e salse ricche di grassi
Latte e yogurt (soia, riso, mandorle), parmigiano, pecorino, tofu e feta	Alcuni dolcificanti artificiali
Riso, mais, avena, grano saraceno, quinoa, amaranto e miglio	Latte, formaggi e derivati del latte
Soia e piselli	Grano, frumento, orzo, farina bianca, integrale e di legumi, kamut, segale e semolino
Carote, coste, fagiolini, lattuga, melanzane, patate, peperoni, pomodori, zucchine, zucca	Ceci, fagioli e lenticchie
Cipolla, aglio, porro, scalogno, origano, erba cipollina, basilico, prezzemolo e rosmarino (solo come aromi)	Verza, cavoli, crauti, carciofi, funghi, cicoria, cetrioli e asparagi
Spezie: zenzero, curcuma, pepe, peperoncino	Frutta secca e pistacchi; avocado, albicocca, ciliegia, cocomero, cachi, fichi, mango, mela, mora, pera, pesca, prugna
Agrumi, lamponi, fragole, mirtilli, kiwi (senza esagerare uva, ananas, banana matura)	Alcol, birra, vino
Mandorle, noci, pinoli	Zucchero, miele, marmellata
Olio, aceto, aceto balsamico, salsa di soia, senape	
Tutti i tipi di carni magre e pesce	
Uova;	
Cioccolato fondente	
Un bicchiere di vino	

Tabella 7. Dieta della pancia piatta: alimenti sì e alimenti no.

Gambe sgonfie

Per una donna normopeso è sufficiente mutare lievemente le proprie abitudini alimentari per combattere la ritenzione idrica e la cellulite. Una dieta drastica e riduttiva in questi casi è controproducente, perché provocherebbe un'ipotonia cutanea, ovvero la flaccidità della pelle. Se, invece, alla ritenzione è abbinato sovrappeso, la dieta oltre a essere di tipo qualitativo, dovrà essere anche ipocalorica. In ogni caso, è fondamentale ridurre in maniera importante il consumo di sale, sia quello da cucina sia quello occulto contenuto negli alimenti (insaccati, scatolame, formaggi stagionati, eccetera). Vanno poi limitati i grassi animali, preferendo l'olio extravergine di oliva, preferibilmente a crudo, senza esagerare. Da evitare gli zuccheri semplici e i dolci. Non abusare con il consumo dei superalcolici; per chi beve, normalmente, è concesso un bicchiere di vino a pasto.

Bisogna poi aumentare il consumo di verdure, ricche di fibre, e vanno preferite le cotture semplici: a vapore, bollite, alla griglia e poco elaborate. Così come è consigliato il consumo di almeno un litro di acqua al giorno per favorire l'eliminazione delle tossine. È preferibile la scelta di alimenti ricchi di potassio (tutti i legumi, le verdure e la frutta in generale, le patate, la trota, le sarde, il dentice, il maiale magro e il vitello) perché stimolano la diuresi e aiutano a eliminare i liquidi in eccesso, e aumentare il consumo di alimenti ricchi di bioflavonoidi, vitamine del gruppo P che svolgono un'azione capillaro-protettiva e antiedematosa, specie agli arti inferiori. Abbondare quindi con agrumi, uva, mirtilli, albicocche, prugne, ciliegie, more, melone, papaia, grano saraceno, broccoli eccetera. A tutto questo bisogna abbinare una corretta attività fisica, preferendo la corsa lenta, la camminata veloce o il nuoto, e trattamenti specifici mirati.

1° GIORNO

Prima colazione

- Caffè, tisana o tè
- 1 bicchiere di latte parzialmente scremato o 1 bicchiere di bevanda di soia
- 30 g di cereali integrali o 2 biscotti secchi

Metà mattina

- 1 spremuta di agrumi o 1 porzione di frutta secca a guscio (15 pistacchi o 10 mandorle o 3 noci)

Pranzo

- 100 g di tonno al naturale
- 1 panino integrale
- 1 piatto di verdure cotte o crude con salsa a piacere

Merenda

- 1 yogurt magro o di soia o 1 porzione di frutta secca a guscio (15 pistacchi o 10 mandorle o 3 noci)

Cena

▸ Pennette di grano di saraceno con broccoli ◂

◉ **Ingredienti per 2 persone** 160 g di pennette di grano saraceno, 1 kg di broccoli, 2 acciughe dissalate, capperi, 1 spicchio di aglio, 4 cucchiaini di olio extravergine di oliva, poco sale, pepe nero

-->

◉ **Esecuzione** Pulite i broccoli e fateli bollire in abbondante acqua salata. Scolateli tenendo da parte il liquido di cottura per cuocere la pasta. In una terrina ponete lo spicchio di aglio tagliato in due, l'acciuga spezzettata, i capperi e i broccoli leggermente schiacciati con la forchetta, aggiungete l'olio, una spolverata di pepe nero e lasciate insaporire. Lessate la pasta, scolatela e aggiungetela nella terrina con la verdura. Togliete l'aglio, mescolate bene e servite caldo.

Dopocena

- 1 frutto a piacere o 1 quadretto di cioccolato fondente

2° GIORNO

Prima colazione

- Caffè, tisana o tè
- 1 bicchiere di latte parzialmente scremato o 1 bicchiere di bevanda di soia
- 30 g di cereali integrali o 2 biscotti secchi

Metà mattina

- 1 spremuta di agrumi o 1 porzione di frutta secca a guscio (15 pistacchi o 10 mandorle o 3 noci)

Pranzo

- 1 piatto di minestrone senza legumi

Merenda

- 1 yogurt magro o di soia o 1 porzione di frutta secca a guscio (15 pistacchi o 10 mandorle o 3 noci)

Cena

- 1 panino integrale
- 1 piatto di insalata con salsa a piacere

▸ Trota salmonata al vapore con crema di spinaci ◂

◉ **Ingredienti per 2 persone** 300 g di trota in filetti, timo, foglie di limone, alloro, 200 g di spinaci, 6 nocciole, 1/2 limone non trattato, 4 cucchiaini di olio extravergine di oliva, sale, pepe nero in grani

-->

Esecuzione Lavate i filetti di trota e poneteli nella vaporiera con il fondo ricoperto di foglie di limone. Aggiungete all'acqua della vaporiera l'alloro e qualche grano di pepe nero. Fate cuocere per circa 10 minuti. Raccogliete nel vaso del frullatore gli spinaci, le nocciole, il succo del limone, 1 cucchiaino di olio, poco sale e il rametto di timo. Frullate il composto fino a renderlo omogeneo. Versate la salsa nei piatti, appoggiatevi il pesce, cospargete con alcune foglioline di timo. Aggiungete l'olio rimasto a crudo e la scorza del limone grattugiata.

Dopocena

- 1 frutto a piacere o 1 quadretto di cioccolato fondente

3° GIORNO

Prima colazione

- Caffè, tisana o tè
- 1 bicchiere di latte parzialmente scremato o 1 bicchiere di bevanda di soia
- 30 g di cereali integrali o 2 biscotti secchi

Metà mattina

- 1 spremuta di agrumi o 1 porzione di frutta secca a guscio (15 pistacchi o 10 mandorle o 3 noci)

Pranzo

- Insalata di finocchi e spinaci crudi con salsa a piacere
- 1 panino integrale

Merenda

- 1 yogurt magro o di soia o 1 porzione di frutta secca a guscio (15 pistacchi o 10 mandorle o 3 noci)

Cena

▸ Riso Venere con gamberetti e zucchine ◂

Ingredienti per 2 persone: 140 g di riso venere precotto, 200 g di gamberetti, 10 pomodori ciliegini, 200 g di zucchine, 4 cucchiaini di olio extravergine di oliva, scalogno, poco sale, pepe e prezzemolo tritato

→

Esecuzione Lavate le zucchine e riducetele a rondelle, pulite i pomodori e tagliateli a pezzetti, scottate i gamberetti e poneteli in una terrina a insaporire con sale e pepe. Tritate lo scalogno e mettetelo in una padella antiaderente con l'olio e 2 dita di acqua e fatelo appassire. Aggiungete il riso venere e fate cuocere per circa 10 minuti; unite le verdure e terminate la cottura a fiamma vivace. Aggiungete i gamberetti e condite con prezzemolo tritato, sale e pepe. Servite.

Dopocena

- 1 frutto a piacere o 1 quadretto di cioccolato fondente

4 ° GIORNO

Prima colazione

- Caffè, tisana o tè
- 1 bicchiere di latte parzialmente scremato o 1 bicchiere di bevanda di soia
- 30 g di cereali integrali o 2 biscotti secchi

Metà mattina

- 1 spremuta di agrumi o 1 porzione di frutta secca a guscio (15 pistacchi o 10 mandorle o 3 noci)

Pranzo

- 1 piatto di fagiolini e carciofi e 2 patate al vapore con salsa a piacere

Merenda

- 1 yogurt magro o di soia o 1 porzione di frutta secca a guscio (15 pistacchi o 10 mandorle o 3 noci)

Cena

▸ Fave ed erbette con bruschetta di pane ◂

Ingredienti per 2 persone 600 g di erbette, 100 g di fave surgelate, 2 fette di pane casareccio, cipollotti, 1/2 dado vegetale, aglio, 2 cucchiaini di parmigiano, 4 cucchiaini di olio extravergine di oliva, poco sale

-->

◉ **Esecuzione** Pulite bene le erbette. Mettete i cipollotti affettati e il dado in una pentola riempita a metà di acqua, portate a bollore e aggiungetevi la verdura. Fate cuocere lentamente a recipiente scoperto per circa 15 minuti. A parte bollite le fave in acqua calda e sale. Grigliate le fette di pane e strofinatele con lo spicchio di aglio. Sistematele nelle fondine e versatevi sopra le verdure. Aggiungete l'olio e il parmigiano.

Dopocena

- 1 frutto a piacere o 1 quadretto di cioccolato fondente

5° GIORNO

Prima colazione

- Caffè, tisana o tè
- 1 bicchiere di latte parzialmente scremato o 1 bicchiere di bevanda di soia
- 30 g di cereali integrali o 2 biscotti secchi

Metà mattina

- 1 spremuta di agrumi o 1 porzione di frutta secca a guscio (15 pistacchi o 10 mandorle o 3 noci)

Pranzo

- 1 piatto di macedonia di frutta con yogurt magro

Merenda

- 1 yogurt magro o di soia o 1 porzione di frutta secca a guscio (15 pistacchi o 10 mandorle o 3 noci)

Cena

- 1 panino integrale
- Insalata verde con salsa a piacere

▸ Schiacciata di vitello prezzemolata ◂

◉ **Ingredienti per 2 persone** 4 fettine di vitello, 1 spicchio di aglio, prezzemolo, 1/2 dado, 4 cucchiai di vino bianco, 4 cucchiaini di olio extravergine di oliva, poco sale

-->

◉ **Esecuzione** Schiacciate con un batticarne le fettine di vitello. Ponetele in un tegame con pochissima acqua, il dado e il trito di aglio e prezzemolo. Cuocete a recipiente coperto e, a metà cottura, bagnate con il vino bianco. In caso si secchi troppo, aggiungete ancora acqua bollente fino a portare a cottura. Aggiungete l'olio, poco sale e servite.

Dopocena

- 1 frutto a piacere o 1 quadretto di cioccolato fondente

6° GIORNO

Prima colazione

- Caffè, tisana o tè
- 1 bicchiere di latte parzialmente scremato o 1 bicchiere di bevanda di soia
- 30 g di cereali integrali o 2 biscotti secchi

Metà mattina

- 1 spremuta di agrumi o 1 porzione di frutta secca a guscio (15 pistacchi o 10 mandorle o 3 noci)

Pranzo

- 1 piatto di verdure alla griglia
- 1 panino integrale

Merenda

- 1 yogurt magro o di soia o 1 porzione di frutta secca a guscio (15 pistacchi o 10 mandorle o 3 noci)

Cena

▸ Linguine con frutti di mare ◂

◉ **Ingredienti per 2 persone** 140 g di linguine, 500 g di frutti di mare misti, 1 spicchio di aglio, 2 cucchiai di vino bianco, 2 cucchiaini di olio extravergine di oliva, peperoncino, prezzemolo, poco sale

-->

◉ **Esecuzione** Lavate e scolate i frutti di mare. Metteteli in una padella antiaderente con l'aglio, il prezzemolo tritato, il vino, il peperoncino. Cuocete a fuoco vivace e recipiente coperto finché si aprono, sgusciateli e copriteli con il sugo di cottura filtrato. Lessate la pasta al dente, conditela con il sugo di frutti di mare, altro prezzemolo tritato e l'olio.

Dopocena

- 1 frutto a piacere o 1 quadretto di cioccolato fondente

7° GIORNO

Prima colazione
- Caffè, tisana o tè
- 1 bicchiere di latte parzialmente scremato o 1 bicchiere di bevanda di soia
- 30 g di cereali integrali o 2 biscotti secchi

Metà mattina
- 1 spremuta di agrumi o 1 porzione di frutta secca a guscio (15 pistacchi o 10 mandorle o 3 noci)

Pranzo
- Verdure cotte e crude con salsa a piacere
- 1 panino integrale

Merenda
- 1 yogurt magro o di soia o 1 porzione di frutta secca a guscio (15 pistacchi o 10 mandorle o 3 noci)

Cena

▸ Pasta mista del contadino ◂

◉ **Ingredienti per 2 persone** 120 g di pasta mista, 100 g di lenticchie in scatola, 100 g di ceci in scatola, 2 pomodori, 1 carota, 1 gambo di sedano, 1/2 cipolla, 1 spicchio di aglio, brodo di verdure, 4 cucchiaini di olio extravergine di oliva, poco sale, pepe

-->

Esecuzione Lavate i pomodori e tagliateli a dadini, tritate la cipolla e le carote. Fate rosolare in una pentola antiaderente il battuto per un paio di minuti con qualche cucchiaio di brodo, quindi aggiungete le lenticchie, i ceci e lo spicchio di aglio. Salate e lasciate cuocere per circa 10 minuti a fuoco basso. Lessate la pasta, scolatela, aggiungetela alle lenticchie e ai ceci e conditela con olio e pepe.

Dopocena

- 1 frutto a piacere o 1 quadretto di cioccolato fondente

Dieta 10 giorni

Limitare i grassi, tenere sotto controllo gli zuccheri e abbondare invece con gli ortaggi e cibi sani sono i fondamenti di questa dieta. È un regime alimentare che non crea troppe complicazioni: il pasto di mezzogiorno, ad esempio, consiste spesso in preparazioni semplici che possono servirci sia al bar sia al ristorante.

Prevale il consumo di verdura, pasta, pane e legumi, ma non manca la pizza. Come proteine di origine animale troviamo lo yogurt e il parmigiano sulla pasta, ma anche il pesce e una volta alla settimana le uova; in questo modello alimentare, come in altri presenti nel libro, ammetto anche la carne. Chi, invece, preferisce eliminarla del tutto può sostituirla, optando per qualsiasi altra ricetta di un altro giorno. Perché, ancora una volta, ricordo che non è la qualità ma la quantità che fa male, e certamente una fettina di carne o di prosciutto non è così nociva. Anzi, se siamo di corsa, al bar la cosa migliore è chiedere un panino con prosciutto o bresaola; ho detto un panino, non un paninone, spesso è la quantità il nostro tallone d'Achille. Riduciamo le porzioni, almeno al bar e al ristorante. Non dimentichiamo lo spuntino e la merenda che ci trainano ai pasti principali con meno fame: frutta secca a guscio (nelle porzioni indicate). Molti studi, infatti, dimostrano che noci, pistacchi, nocciole o mandorle hanno un buon contenuto di grassi salutari, un basso indice glicemico e aumentano il senso di sazietà. Il cuore della mia dieta prevede per il pranzo o per la cena una serie completa di gustosi piatti unici, nei quali la pasta si accompagna a volte con verdure o legumi e a volte con il pesce. Ciò consente di coprire il fabbisogno giornaliero di proteine, carboidrati e grassi. Perché la pasta non fa ingrassare se è condita con semplicità e fantasia, preparando sughi leggeri a base di verdure, insaporiti con erbe aromatiche e spezie con olio extravergine di oliva, salse allo yogurt o 1 cucchiaino di parmigiano. Infine, preferite i cibi integrali. Con la raffinazione della farina vengono eliminati molti nutrienti importanti per il nostro organismo. I cereali integrali e la pasta consumati giornalmente e abbinati a una sana alimentazione e a uno stile di vita corretto possono ridurre il rischio di molte malattie e aiutarci a dimagrire.

1° GIORNO

Prima colazione

- Caffè o tè con dolcificante
- 1 bicchiere di latte magro o di bevanda di soia o 1 yogurt magro
- 30 g di cereali integrali o 2 fette biscottate

Metà mattina

- 1 spremuta di agrumi o 1 porzione di frutta secca a guscio (15 pistacchi o 10 mandorle o 3 noci)

Pranzo

- Un piatto di verdure miste alla griglia
- 1 panino integrale

Merenda

- 1 yogurt magro o 1 porzione di frutta secca a guscio (15 pistacchi o 10 mandorle o 3 noci)

Cena

- 1 panino integrale

▸ Petto di pollo con salsa verde ◂

◉ **Ingredienti per 2 persone** 240 g di petto di pollo, 100 g di bietole, prezzemolo, basilico, erba cipollina, dragoncello, timo, chiodi di garofano, 1 cucchiaio di aceto balsamico, 1 vasetto di yogurt magro, sale e pepe

-->

◉ **Esecuzione** Lavate le bietole e scottatele per pochi minuti a vapore con i chiodi di garofano e le foglie di timo. Scolate bene e passate nel mixer con prezzemolo, basilico, erba cipollina, dragoncello, sale, pepe e aceto balsamico. Aggiungete lo yogurt ed emulsionate fino a ottenere una crema omogenea. Grigliate i petti di pollo; una volta cotti, trasferiteli su un piatto e ricopriteli con la salsa verde.

Dopocena

- 1 frutto a piacere o 1 quadretto di cioccolato nero

2° GIORNO

Prima colazione
- Caffè o tè con dolcificante
- 1 bicchiere di latte magro o di bevanda di soia o 1 yogurt magro
- 30 g di cereali integrali o 2 fette biscottate

Metà mattina
- 1 spremuta di agrumi o 1 porzione di frutta secca a guscio (15 pistacchi o 10 mandorle o 3 noci)

Pranzo
- 100 g di prosciutto crudo sgrassato
- 1 piatto di finocchi e spinaci crudi con salsa a piacere

Merenda
- 1 yogurt magro o 1 porzione di frutta secca a guscio (15 pistacchi o 10 mandorle o 3 noci)

Cena
- 1 panino integrale

▸ Zuppa alla boscaiola ◂

◉ **Ingredienti per 2 persone** 600 g di cardi, 200 g di funghi, 400 g di asparagi surgelati, 1/2 scalogno, 1/2 dado, prezzemolo, 1 porro, 1 costa di sedano, 2 cucchiaini di parmigiano, 2 cucchiaini di olio extravergine di oliva, sale e peperoncino

-->

◉ **Esecuzione** Pulite bene le verdure e tagliatele grossolanamente. In una pentola antiaderente versate 1/2 l di acqua, il dado e lo scalogno tritato finemente, aggiungete le verdure, il trito di prezzemolo e lasciate cuocere a fiamma bassa per circa 30 minuti. Regolate di sale, aggiungete il parmigiano, l'olio e il peperoncino e servite.

Dopocena

- 1 frutto a piacere o 1 quadretto di cioccolato nero

3° GIORNO

Prima colazione

- Caffè o tè con dolcificante
- 1 bicchiere di latte magro o di bevanda di soia o 1 yogurt magro
- 30 g di cereali integrali o 2 fette biscottate

Metà mattina

- 1 spremuta di agrumi o 1 porzione di frutta secca a guscio (15 pistacchi o 10 mandorle o 3 noci)

Pranzo

- 1 paillard ai ferri
- 1 piatto di insalata verde con salsa a piacere

Merenda

- 1 yogurt magro o 1 porzione di frutta secca a guscio (15 pistacchi o 10 mandorle o 3 noci)

Cena

▸ Farfalle alla crema di zucca ◂

◉ **Ingredienti per 2 persone** 160 g di farfalle, 450 g di zucca già pulita, 10 olive nere denocciolate, 1 vasetto di yogurt magro, 1 spicchio di aglio, peperoncino, prezzemolo, sale

-->

◉ **Esecuzione** Mettete in un tegame la zucca tagliata a dadini, un ciuffo di prezzemolo tritato, lo spicchio di aglio intero e cuocete a fiamma bassa per circa 30 minuti, aggiungendo all'occorrenza altra acqua bollente. Unite il peperoncino e il sale e continuate la cottura per altri 10 minuti. La zucca dovrà ridursi in una crema soda. Eliminate l'aglio e trasferite la zucca nel vaso del frullatore con lo yogurt magro. Lessate la pasta, scolatela al dente e mescolatela con la crema di zucca; aggiungete le olive e servitela calda.

Dopocena

- 1 frutto a piacere o 1 quadretto di cioccolato nero

4° GIORNO

Prima colazione

- Caffè o tè con dolcificante
- 1 bicchiere di latte magro o di bevanda di soia o 1 yogurt magro
- 30 g di cereali integrali o 2 fette biscottate

Metà mattina

- 1 spremuta di agrumi o 1 porzione di frutta secca a guscio (15 pistacchi o 10 mandorle o 3 noci)

Pranzo

- 1 piatto di zuppa ai cereali

Merenda

- 1 yogurt magro o 1 porzione di frutta secca a guscio (15 pistacchi o 10 mandorle o 3 noci)

Cena

- 2 patate bollite

▸ Polipetti affogati ◂

Ingredienti per 2 persone 400 g di polipetti, 1 spicchio di aglio, 300 g di pomodori, 2 cucchiai di vino bianco, 10 olive nere, 2 cucchiaini di olio extravergine di oliva, sale, pepe, prezzemolo tritato

-->

◉ **Esecuzione** Pulite i polipetti. In una padella antiaderente mettete i pomodori tagliati a dadini, lo spicchio di aglio, il prezzemolo tritato, sale e pepe. Quando la salsa di pomodoro si sarà addensata, unite i polipetti, le olive, il vino e fate cuocere a recipiente coperto e a fiamma bassa finché i polipetti non risulteranno teneri. Eliminate l'aglio, unite ancora un po' di prezzemolo, irrorate l'olio e servite caldi.

Dopocena

- 1 frutto a piacere o 1 quadretto di cioccolato nero

5° GIORNO

Prima colazione

- Caffè o tè con dolcificante
- 1 un bicchiere di latte magro o di bevanda di soia o 1 yogurt magro
- 30 g di cereali integrali o 2 fette biscottate

Metà mattina

- 1 spremuta di agrumi o 1 porzione di frutta secca a guscio (15 pistacchi o 10 mandorle o 3 noci)

Pranzo

- 1 panino con 70 g di bresaola e rucola

Merenda

- 1 yogurt magro o 1 porzione di frutta secca a guscio (15 pistacchi o 10 mandorle o 3 noci)

Cena

▸ Zuppa di cipolle ◂

◉ **Ingredienti per 2 persone** 400 g cipolle bianche, 2 cucchiaini di olio extravergine di oliva, 160 g di pane affettato sottile, 1/2 l di brodo vegetale, 2 cucchiai di emmenthal grattugiato, 1 yogurt magro, sale e pepe

-->

◉ **Esecuzione** Affettate sottilmente le cipolle e mettetele in un tegame facendole appassire con poca acqua a fiamma bassa, fino a ridurle in poltiglia. Aggiungete il brodo. Fate sobbollire a recipiente coperto per circa 1 ora. Aggiungete lo yogurt, mescolate e lasciate riposare per qualche minuto. Ponete sul fondo di due terrine il pane abbrustolito, versatevi la zuppa di cipolle, il formaggio grattugiato, l'olio, il pepe e servite.

Dopocena

- 1 frutto a piacere o 1 quadretto di cioccolato nero

6° GIORNO

Prima colazione

- Caffè o tè con dolcificante
- 1 bicchiere di latte magro o di bevanda di soia o 1 yogurt magro
- 30 g di cereali integrali o 2 fette biscottate

Metà mattina

- 1 spremuta di agrumi o 1 porzione di frutta secca a guscio (15 pistacchi o 10 mandorle o 3 noci)

Pranzo

- 1 panino con 70 g di salmone affumicato e pomodori

Merenda

- 1 yogurt magro o 1 porzione di frutta secca a guscio (15 pistacchi o 10 mandorle o 3 noci)

Cena

▸ Terrina di verdure con quinoa e bulgur ◂

Ingredienti per 2 persone 140 g di misto quinoa e bulgur, 1 cipolla di Tropea, 1 peperone rosso e 1 giallo, 1 melanzana, 4 zucchine, 6 pomodori ciliegini, 1 gambo di sedano, 1 carota, 1 mazzetto di asparagi, 1 spicchio di aglio, 1/2 dado, 2 cucchiaini di olio extravergine di oliva, basilico, zenzero, sale

-->

◉ **Esecuzione** Affettate la cipolla e mettetela in una teglia antiaderente con 2 cucchiai di acqua e il dado; fate appassite a fiamma bassissima. Pulite e tagliate tutte le verdure a tocchi e mettetele in una padella con la cipolla. Aggiungete l'olio e il sale. Coprite con il coperchio e lasciate sobbollire dolcemente fino a cottura. Se necessario, aggiungete 2 cucchiai di acqua bollente. Cuocete il misto di quinoa e bulgur in acqua salata. Appena scolato, mettetelo in una terrina con le verdure, mescolate e grattugiatevi sopra lo zenzero fresco.

Dopocena

- 1 frutto a piacere o 1 quadretto di cioccolato nero

7° GIORNO

Prima colazione

- Caffè o tè con dolcificante
- 1 bicchiere di latte magro o di bevanda di soia o 1 yogurt magro
- 30 g di cereali integrali o 2 fette biscottate

Metà mattina

- 1 spremuta di agrumi o 1 porzione di frutta secca a guscio (15 pistacchi o 10 mandorle o 3 noci)

Pranzo

- 1 piatto di minestrone senza legumi

Merenda

- 1 yogurt magro o 1 porzione di frutta secca a guscio (15 pistacchi o 10 mandorle o 3 noci)

Cena

- 1 panino integrale
- 1 piatto di insalata mista con salsa a piacere

▸ Bocconcini di vitello al curry ◂

◉ **Ingredienti per due persone** 400 g di fesa di vitello, 1/2 dado, 1 vasetto di yogurt magro, 1 mazzetto aromatico (rosmarino, timo, alloro, salvia, origano, coriandolo), 1 cucchiaino di curry, sale e pepe

-->

◉ **Esecuzione** Tagliate la fesa di vitello a tocchetti, mettetela in un tegame, scottatela per pochi minuti a fuoco vivo e poi fatela sobbollire dolcemente con 3 bicchieri di acqua, il dado, sale, pepe e il mazzetto aromatico tritato. Quando la carne sarà ben tenera, toglietela dal tegame e tenetela in caldo tra due piatti. Aggiungete al fondo di cottura il cucchiaino di curry e lo yogurt, emulsionate bene, aggiustate di sale, unite i bocconcini di vitello e fate cuocere per altri 2 o 3 minuti. Trasferite nel piatto di portata e servite.

Dopocena

- 1 frutto a piacere o 1 quadretto di cioccolato nero

8° GIORNO

Prima colazione

- Caffè o tè con dolcificante
- 1 bicchiere di latte magro o di bevanda di soia o 1 yogurt magro
- 30 g di cereali integrali o 2 fette biscottate

Metà mattina

- 1 spremuta di agrumi o 1 porzione di frutta secca a guscio (15 pistacchi o 10 mandorle o 3 noci)

Pranzo

- 8 pezzi di sushi
- 1 piatto di insalata verde con salsa a piacere

Merenda

- 1 yogurt magro o 1 porzione di frutta secca a guscio (15 pistacchi o 10 mandorle o 3 noci)

Cena

- 1 panino integrale

▸ Verza in agrodolce ◂

◉ **Ingredienti per 2 persone** 600 g di cavolo verza, una manciata di capperi, 10 olive taggiasche in salamoia denocciolate, 1/2 dado, 4 pomodori ciliegini, 2 cucchiaini di aceto balsamico, 1/2 cucchiaino di dolcificante,

-->

2 cucchiaini di olio extravergine di oliva, sale, pepe nero in grani

◉ **Esecuzione** Lavate la verza e affettatela sottilmente. In una teglia ponete la verza, 1 bicchiere di acqua, il dado, i pomodorini tagliati, una presa di sale, le olive, i capperi e il pepe nero in grani. Coprite e fate cuocere a fiamma bassa per circa 40 minuti. Aggiungete l'aceto e il dolcificante. Alzate la fiamma e continuate la cottura per altri 20 minuti. Se necessario unite pochissima acqua. Alla fine la verza dovrà essere morbida e quasi asciutta. Aggiungete l'olio e servite.

Dopocena

- 1 frutto a piacere o 1 quadretto di cioccolato nero

9° GIORNO

Prima colazione

- Caffè o tè con dolcificante
- 1 bicchiere di latte magro o di bevanda di soia o 1 yogurt magro
- 30 g di cereali integrali o 2 fette biscottate

Metà mattina

- 1 spremuta di agrumi o 1 porzione di frutta secca a guscio (15 pistacchi o 10 mandorle o 3 noci)

Pranzo

- 1 piatto di verdure alla griglia

Merenda

- 1 yogurt magro o 1 porzione di frutta secca a guscio (15 pistacchi o 10 mandorle o 3 noci)

Cena

▸ Stracciatella all'uovo ◂

◉ **Ingredienti per 2 persone** 140 g di pastina, 2 uova, 1 dado, 2 cucchiai di parmigiano grattugiato, poco prezzemolo, sale e pepe

◉ **Esecuzione** Mettete in un tegame il dado con l'acqua, poco sale e fate bollire. Versate la pastina e portate

-->>

a cottura. Sbattete le uova con il sale, il pepe, il prezzemolo tritato e il parmigiano. Versate le uova nel tegame con la pastina, mescolate velocemente e servite.

Dopocena

- 1 frutto a piacere o 1 quadretto di cioccolato nero

10° GIORNO

Prima colazione
- Caffè o tè con dolcificante
- 1 bicchiere di latte magro o di bevanda di soia o 1 yogurt magro
- 30 g di cereali integrali o 2 fette biscottate

Metà mattina
- 1 spremuta di agrumi o 1 porzione di frutta secca a guscio (15 pistacchi o 10 mandorle o 3 noci)

Pranzo
- 1 piatto di verdure cotte e crude con salsa a piacere
- 1 panino integrale

Merenda
- 1 yogurt magro o 1 porzione di frutta secca a guscio (15 pistacchi o 10 mandorle o 3 noci)

Cena
- 2 patate bollite

▸ Scampi marinati al finocchio ◂

◉ **Ingredienti per 2 persone** 8 code di scampi medio-grandi (circa 500 g), 1 finocchio, 100 g di lattughino, 2 cucchiaini di olio extravergine di oliva, 2 cucchiaini di aceto balsamico, 2 limoni, 1 mazzetto di basilico, sale, pepe bianco

-->

◉ **Esecuzione** Sgusciate a crudo le code degli scampi e mettetele in una ciotola; irroratele con il succo di 1 limone e con l'aceto balsamico. Insaporite con sale e la barba del finocchio tritata. Coprite con la pellicola trasparente e mettete in frigo a marinare per 30 minuti. Lavate il finocchio e riducetelo a tocchetti che terrete a bagno in acqua e sale. Pelate gli spicchi del secondo limone, lavate e asciugate il lattughino. Sistematelo su due piatti, appoggiatevi le code degli scampi, gli spicchi di limone e il finocchio. Emulsionate la marinata con l'olio, aggiungete il mazzetto di basilico tritato e con questa salsina condite scampi e verdura. Servite subito.

Dopocena

- 1 frutto a piacere o 1 quadretto di cioccolato nero

QUARTA PARTE

DUBBI E CURIOSITÀ DURANTE LA DIETA

Nel cominciare un nuovo percorso alimentare, specialmente all'inizio, siamo tormentati da mille dubbi: calorie, pesi, grammi per ciascuna porzione, modalità di cottura, eccetera.

In questo capitolo proverò a rispondere ai vostri interrogativi. Le tabelle che troverete nelle pagine che seguono riportano l'elenco degli alimenti di uso più comune, le loro calorie rapportate ai pesi e la loro equivalenza passando da un tipo di alimento a un altro: ad esempio, un cucchiaino da caffè di olio ha le stesse calorie di un cucchiaino di maionese, un cucchiaio da minestra di formaggio grattugiato equivale a uno di zucchero.

Tutti questi dati potrebbero spaventarvi: niente panico! Le tabelle sono di semplice consultazione e hanno la precisa funzione di aumentare giorno dopo giorno la vostra consapevolezza sul cibo e sui suoi effetti, facilitando la vostra sicurezza nel gestirvi. Si tratta di indicazioni precise ma da utilizzare, come sempre, con buon senso, cercando di evitare atteggiamenti ossessivi, come ad esempio il calcolo matematico delle calorie sia in entrata (attraverso l'assunzione del cibo), sia in uscita (attraverso l'attività fisica). Un atteggiamento psicotico che, oltre a procurare un'eccessiva attenzione al cibo, ne cancella completamente il piacere e l'appagamento.

È importante essere consapevoli della stagionalità degli alimenti e imparare, attraverso le mie schede, che ogni cibo ha un periodo in cui il suo contenuto di vitamine, di sali minerali e così via è più elevato. Sono importanti, per una sana e corretta alimentazione, i metodi di cottura dei cibi e le variazioni di peso che essi possono subire durante la loro preparazione a seconda delle tecniche utilizzate. Naturalmente tutti questi consigli e questi trucchi saranno tanto più utili e preziosi quanto più si è capaci di inserirli in modo armonico e misurato all'interno di una strategia che deve diventare uno stile di vita e non soltanto uno strumento occasionale per liberarsi di qualche chilo di troppo.

Cosa non fare durante una dieta

La prima cosa da **non** fare durante una dieta è pesare di continuo gli alimenti (fattore che, tra l'altro, costituisce uno dei motivi più ricorrenti per non iniziarla o per arrendersi in breve tempo). Per facilitare la gestione di un regime dietetico controllato sarà sufficiente conoscere i pesi dei principali alimenti di consumo quotidiano. Nella tabella che segue troverete inoltre il corrispettivo in calorie, indispensabile per avere sempre la consapevolezza del reale valore dei cibi che consumiamo e utilissimo per compiere scelte alimentari mirate a ridurre l'apporto calorico. Troverete inoltre anche alimenti non menzionati nelle mie diete.

Il consumo di prodotti stagionali freschi consente di introdurre nel nostro organismo tutto il prezioso patrimonio vitaminico-nutrizionale della frutta e verdura che, nelle costose primizie fuori stagione, dai sapori blandi, viene a volte perso e depauperato. Ecco, dunque, gli alimenti che assicurano, nel rispetto della stagionalità, una buona qualità nutrizionale alla dieta.

CALORIE IN UN CUCCHIAINO E IN UN CUCCHIAIO

	1 cucchiaino da caffè		1 cucchiaio da tè		1 cucchiaio da minestra	
	g	kcal	g	kcal	g	kcal
Alimenti						
Burro	7	53	15	113	22	166
Olio	5	45	10	90	15	135
Maionese	5	33	10	66	15	99
Formaggio grattugiato	5	20	10	40	15	60
Miele	10	30	20	69	30	90
Marmellata	10	22	20	44	30	66
Nutella	8	45	16	90	24	135
Zucchero	5	20	10	40	15	60

GRAMMI E MILLILITRI PER PORZIONE MEDIA DI UN ALIMENTO

Alimenti	Porzione media in g
Latte (1 bicchiere)	125
Yogurt (1 vasetto)	125
Burro	10
Formaggio fresco	100
Formaggio stagionato	50
Margarina	10
Olio	10
Pane (1 rosetta)	50
Pasta (peso a crudo)	80
Pasta fresca all'uovo (1 porzione piccola)	120
Riso (peso a crudo)	80
Patate (2 piccole)	200
Legumi secchi	30

-->

Legumi freschi	100
Ortaggi	250
Insalate	50
Frutta	150
Salumi	50
Carne (1 porzione piccola)	70
Pesce	150
Uovo	60

Alimenti	Porzione media in g/ml
1 pizzico di sale	2-4 g
1 spicchio di aglio	5 g
1 cucchiaio di prezzemolo o di altre erbe	5 g
1 cucchiaio di brodo	10 g
1 cucchiaio di farina	15 g
1 cucchiaio di yogurt magro	30 g
1 fetta di pane	30 g
1 bicchiere (o 1 mestolo) di qualsiasi alimento	125 ml
1 oliva denocciolata	14 g
1 ravanello	15 g
1 scalogno	30 g
1 cipollotto mondato del gambo	70 g
1 carota	100 g
1 rapa	120 g
1 topinambur	120 g
1 zucchina	130 g
1 patata media	130 g
1 cipolla	150 g
1 gambo di sedano	150 g
1 porro privato della parte verde	150 g
1 carciofo mondato	150 g
1 mela	150 g

1 arancia	200 g
1 pomodoro medio	220 g
1 pera	150 g
1 peperone	300 g

SOSTITUIRE UN ALIMENTO: COME CALCOLARE LE QUANTITÀ

Carboidrati	100 g di pasta	115 g di pane
		100 g di riso o altro cereale in chicco
		100 g di farina gialla per polenta
		450 g di patate
		70 g di cracker, grissini, gallette
Proteine	100 g di legumi (secchi)	300 g di legumi in scatola
		120 g di carne (peso crudo)
		150 g di pesce (peso crudo)
		75 g di formaggio fresco
		2 uova
		90 g di tofu
Grassi	10 g di frutta secca a guscio	40 g di avocado
		20 g di cocco
		12 g di cioccolato fondente
		7 g di olio extravergine di oliva

Ortaggi e frutta, quando mangiarli

PRIMAVERA

Marzo	Aprile	Maggio
	Verdura	
• Acetosa • Carciofi • Cavolini di Bruxelles • Cavoli di rapa • Cardi • Cetrioli • Denti di leone • Lattuga romana • Pastinaca • Scarola • Topinambur • Valerianella	• Asparagi • Carciofi • Carote • Cavoli marittimi • Cetrioli • Denti di leone • Lattuga • Lattuga romana • Pastinaca • Spugnole • Valerianella	• Asparagi • Carciofi • Carote • Cavoli marittimi • Cetrioli • Cipolle novelle • Denti di leone • Fagiolini • Fave fresche • Lattuga • Lattuga romana • Pastinaca • Piselli • Pomodori • Spinaci • Spugnole
	Frutta	
• Arance • Banane • Datteri • Mandarini • Mele • Pere	• Arance • Banane • Datteri • Mandarini • Mele • Pere	• Banane • Ciliegie • Fragole

ESTATE

Giugno	Luglio	Agosto
Verdura		
• Asparagi	• Acetosa	• Acetosa
• Carciofi	• Carciofi	• Carciofi
• Cardi	• Cavolo rapa	• Cetrioli
• Carote	• Cetrioli	• Fagiolini
• Cavoli rapa	• Fagioli freschi	• Fagioli freschi
• Cetrioli	• Fagiolini	• Fave fresche
• Fagiolini	• Fave fresche	• Lattuga romana
• Fave fresche	• Lattuga romana	• Lenticchie fresche
• Lattuga romana	• Melanzane	• Melanzane
• Meloni	• Meloni	• Meloni
• Patata	• Meloni spagnoli	• Meloni di Spagna
• Pastinaca	• Patate	• Patate
• Piselli	• Piselli	• Pisellini
• Pomodori	• Pomodori	• Pomodori
• Rabarbaro	• Prezzemolo	• Portulaca
• Scarola	• Rabarbaro	• Rabarbaro
	• Scarola	• Scarola
	• Spinaci	
Frutta		
• Albicocche	• Albicocche	• Albicocche
• Ciliegie	• Ciliegie	• Banane
• Fragole	• Fragole	• Ciliegie
• Lamponi	• Lamponi	• Fichi freschi
• Mandorle fresche	• Mandorle fresche	• Fragole
• Ribes	• Mirabella	• Lamponi
• Uva spina	• Pesche	• Mandorle fresche
	• Pesche noci	• Mirabella
	• Prugne	• More
	• Regina claudia	• Pesche
	• Ribes	• Pesche noci
	• Ribes nero	• Prugne
		• Regina Claudia (prugna)
		• Ribes
		• Uva
		• Ribes nero

AUTUNNO

Settembre	Ottobre	Novembre
Verdura		
• Cardi • Carciofi • Cetrioli • Fagioli freschi • Fagiolini • Lattuga • Lattuga romana • Mangiatutto • Melanzane • Meloni • Meloni spagnoli • Patate • Piselli • Pomodori • Portulaca • Rabarbaro • Scarola • Zucche	• Acetosa • Barbabietole rosse • Cardi • Carciofi • Cavolfiori • Cavolini di Bruxelles • Fagioli freschi • Fagiolini • Indivia • Lattuga romana • Meloni • Navoni • Pastinaca • Pomodori • Rabarbaro • Scarola • Sedano rapa • Spinaci • Topinambur • Valerianella • Zucche	• Barbabietole • Carciofi • Cavolfiori • Cavolini di Bruxelles • Cetrioli • Fagioli freschi • Fagiolini • Funghi • Indivia • Lattuga romana • Navoni • Pastinaca • Patate • Pomodori • Porro • Sedano rapa • Scarola • Spinaci • Valerianella • Zucche
Frutta		
• Banane • Fragole • Lamponi • Fichi freschi • Mandorle fresche • Mele • Mirabelle • More • Noci fresche • Nocciole fresche • Pere • Pesche • Pesche noci • Prugne • Prugnole • Regina Claudia (prugna) • Uva	• Banane • Castagne • Fichi freschi • Mandorle fresche • Mele • Mele cotogne • Nespole • Nocciole fresche • Noci fresche • Olive • Pere • Uva	• Arance • Banane • Cachi • Castagne • Datteri • Mele • Mele cotogne • Nespole • Olive • Pere

INVERNO

Dicembre	Gennaio	Febbraio
	Verdura	
• Acetosa	• Acetosa	• Acetosella
• Barbabietole	• Barbabietole	• Barbabietole
• Cardi	• Bocche di leone	• Bocche di leone
• Cavolfiori	• Cardi	• Cardi
• Cavoli rapa	• Cavolini di Bruxelles	• Cavolini di Bruxelles
• Cavolini di Bruxelles	• Indivia	• Indivia
• Indivia	• Pastinaca	• Lattuga romana
• Porri	• Porri	• Pastinaca
• Salsefrica	• Rape	• Porri
• Scarola	• Scarola	• Rape
• Sedano	• Sedano rapa	• Scarola
• Valerianella	• Topinambur	• Sedano rapa
• Zucche	• Valerianella	• Topinambur
		• Valerianella
		• Zucche
	Frutta	
• Arance	• Arance	• Arance
• Castagne	• Cachi	• Cachi
• Mandarini	• Castagne	• Datteri
• Melagrane	• Kiwi	• Kiwi
• Mele	• Mandarini	• Mandarini
• Nespole	• Mele	• Mele
• Pere	• Pere	• Pere

Tabella 8 *Mangiare meglio per vivere meglio*. Selezione del 'Reader's Digest'.

I metodi di cottura: modificazione e variazione di peso degli alimenti

Il motto è: 'Cuocere sì, ma con moderazione'. Con la cottura degli alimenti si migliora la digeribilità, la gradevolezza e la sicurezza igienico-nutrizionale degli alimenti che consumiamo, ma attenzione alle cotture prolungate, che riducono drasticamente il contenuto di vitamine e sali minerali; meglio optare per sistemi di cottura veloci.

Ecco una ricapitolazione delle varie metodiche, in ordine dalla più alla meno salubre, e con le indicazioni per ciascuna tipologia di alimento.

Vapore: l'azione del vapore consente una cottura dolce che preserva il contenuto in vitamine e sali minerali dei cibi, esaltandone il gusto e la compattezza. Questo metodo di cottura – considerato tra i più 'dietetici' in quanto non necessita di condimenti – si può realizzare facendo cuocere il cibo in appositi cestelli in acciaio o in vimini da inserire nelle pentole dove bolle l'acqua oppure ricorrendo a vaporiere elettriche.

Bagnomaria: è una cottura lenta, effettuata ponendo sul fuoco o nel forno a 150/160 °C un recipiente all'interno di un altro contenente acqua (fino a metà della sua altezza). Il vapore acqueo sprigionato dall'ebollizione cuocerà lentamente il cibo, consentendo un amalgama graduale di tutti gli ingredienti. È indicata per sformati e creme a base di uova.

Bollitura: è un metodo di cottura adatto a tutti i tipi di cibi. Se effettuata nei tempi e nei modi corretti, preserva la digeribilità degli alimenti e ne rispetta il contenuto di vitamine e sali minerali. In termini culinari, si definisce 'sbollentatura' la breve bollitura degli ortaggi, destinati a una successiva cottura; 'sbiancatura', la cottura istantanea per immersione in acqua calda di piccoli pezzi di cibo.

Alla griglia: è un metodo di cottura sano e leggero in quanto non richiede il ricorso a condimenti. Anche in questo caso si raccomanda di rispettare i tempi di cottura, in modo da evitare bruciature accentuate, dannose per la salute.

Arrosto: è un ottimo sistema di cottura purché vengano rispettati i tempi, in quanto un cibo troppo cotto diventa veicolo di sostanze tossiche. La comparsa di una crosticina dorata o leggermente brunita (carni rosse) indica la cottura ottimale dell'alimento.

Frittura: per una corretta procedura, è bene utilizzare una grande quantità di olio (di oliva) in modo che gli alimenti possano friggere in tempi rapidi. Evitate che l'olio fumi, ovvero che raggiunga temperature troppo elevate che comporterebbero lo sviluppo di sostanze tossiche (acroleina). Non riutilizzate mai l'olio fritto e, prima di consumare il cibo, fate assorbire su entrambi i lati il grasso in eccesso.

Stufatura e brasatura: questi tipi di cottura si realizzano lasciando cuocere gli alimenti con l'aggiunta di acqua in un recipiente coperto, a fuoco dolce. Se la cottura avviene in forno, il recipiente dovrà essere sigillato con un foglio di alluminio. Nel brasato viene utilizzata una maggiore quantità di acqua rispetto allo stufato, oltre che un battuto aromatico e del vino. Tale metodo consente uno scambio di elementi tra il fondo di cottura e l'alimento, ottenendo come risultato un gusto omogeneo, deciso e caratteristico. È un metodo di cottura perfetto per carni, selvaggina, pesci di grandi dimensioni, un po' meno per le verdure, per via dell'ingente perdita di nutrienti.

Tecnica e temperatura	Aspetti igienici	Aspetti nutrizionali
Bollitura 100 (120) °C	Distruzione di tutti i batteri patogeni, ma non delle spore né delle tossine	Nei vegetali, parziale perdita di sali minerali e vitamine nel liquido di cottura. Permette di condire a crudo
A vapore 100 °C	Distruzione di tutti i batteri patogeni, ma non delle spore né delle tossine	Minore perdita di sali minerali e vitamine rispetto alla lessatura. Permette di condire a crudo
Forno tradizionale 180-220 °C	Sterilizzazione rapida in superficie, con distruzione di tutti i batteri patogeni e delle spore e inattivazione di tutte le tossine batteriche	Consente un uso ridotto di grassi
Griglia/piastra >200 °C	Sterilizzazione rapida in superficie, con distruzione di tutti i batteri patogeni e delle spore e inattivazione di tutte le tossine batteriche	Nelle parti carbonizzate, formazione di agenti cancerogeni. Consente l'eliminazione dei grassi da condimento
Frittura >180-190 °C	Sterilizzazione rapida in superficie, con distruzione di tutti i batteri patogeni e delle spore e inattivazione di tutte le tossine batteriche	Il prodotto assorbe molto olio e quindi è molto ricco di grassi. Con le alte temperature l'olio si degrada con sviluppo di sostanze nocive

Tabella 9. Fonte: Inran-2003.

Bollitura	Alimento	Peso cotto (in g)
Cereali e derivati	Pasta all'uovo secca	299
	Pasta di semola corta	202
	Pasta di semola lunga	244
	Riso brillato	260
	Riso parboiled	236
	Tortellini freschi	192
Legumi freschi	Fagiolini	95
	Fave	80
	Piselli	87
Legumi secchi	Ceci	290
	Fagioli	242
	Lenticchie	247
Verdure e ortaggi	Agretti	86
	Asparagi	96
	Bieta	86
	Broccoletti a testa	96
	Broccoletti di rapa	95
	Carciofi	74
	Cardi	60
	Carote	87
	Cavolfiore	93
	Cavoli di Bruxelles	90
	Cavolo broccolo verde ramoso	57
	Cavolo cappuccio verde	99
	Cavolo verza	100
	Cicoria di campo	100
	Cicoria da taglio coltivata	80
	Cipolle	73
	Cipolline	78
	Finocchi	86
	Patate con buccia	100
	Patate pelate	87
	Porri	98
	Rape	93
	Spinaci	84
	Topinambur	100
	Zucchine	90
Carni	Bovino adulto, carne magra	66
	Pollo (petto)	90
	Pollo (petto e coscia)	76
	Tacchino (petto)	98
	Tacchino (coscia)	70

-->

Pesci	Aguglia Cefalo muggine Cernia Dentice Merluzzo Orata Sgombro o maccarello Sogliola Spigola Tonno (trance)	86 85 86 85 86 86 65 83 86 80
Pesci surgelati	Cernia Dentice Merluzzo Spigola	86 85 83 86
Frittura	**Alimento**	**Peso cotto (in g)**
Vegetali	Melanzane Patate a spicchi Peperoni Zucchine a fettine	80 64 60 76
Carni	Bovino adulto/maiale, fettina Bovino adulto, fettina panata Pollo (petto) Tacchino (petto)	74 88 83 85
Frattaglie	Cuore (bovino adulto) Fegato (castrato, cavallo, maiale, bovino) Milza di bovino Rene di bovino	65 75 74 71
Pesci e molluschi	Acciuga o alice Aguglia Anguilla Lattarini Polpo Sarda Sgombro o maccarello Tonno (trance)	67 62 66 40 36 59 78 78
Varie	Funghi prataioli Funghi coltivati *Pleurotus* Uovo al tegamino Frittata con verdure (zucchine, carciofi, biete, cipolle)	53 85 90 75

-->

Arrostimento	Alimento	Peso cotto (in g)
Carni	Bovino adulto, carne magra**	54
	Bovino adulto, carne magra***	56
	Bovino adulto, fettina*	73
	Maiale, fettina*	75
	Pollo (petto)*	89
	Pollo (petto)**	67
	Pollo (petto)***	76
	Tacchino (petto)*	89
	Tacchino (petto)**	69
	Tacchino (petto)***	72
Frattaglie	Cuore (bovino)*	56
	Fegato (castrato, cavallo, maiale, bovino)*	64
	Milza (bovino)*	77
	Rene (bovino)*	64
Pesci	Aguglia*	63
	Anguilla*	72
	Cefalo muggine**	75
	Cernia**	79
	Dentice**	71
	Merluzzo*	68
	Sarda*	69
	Sgombro o maccarello*	73
	Sogliola**	70
	Spigola**	75
	Tonno (trance)**	74
	Trota**	73
Pesci surgelati	Cernia**	80
	Dentice**	75
	Merluzzo**	70
	Sogliola**	69
	Spigola**	76
Varie	Melanzane*	40
	Peperoni*	93
	Peperoni**	96

* Griglia; ** Forno a gas; *** Forno a microonde

Tabella 10 *Tabelle di Composizione degli Alimenti Inran* (peso cotto corrispondente a 100 grammi di alimento crudo).

BIBLIOGRAFIA

Anton S.D., Moehl K., Donahoo W.T., Marosi K., Lee S.A., Mainous A.G. 3rd, Leeuwenburgh C., Mattson M.P., 'Flipping the Metabolic Switch: Understanding and Applying the Health Benefits of Fasting', *Obesity* (Silver Spring), 2018 Feb;26(2):254-268.

Attinà A., Leggeri C., Paroni R., Pivari F., Dei Cas M., Mingione A., Dri M., Marchetti M., Di Renzo L., 'Fasting: How to Guide', *Nutrients*, 2021 May 7;13(5):1570.

Boison D., 'New insights into the mechanisms of the ketogenic diet', *Curr Opin Neurol*, 2017 Apr;30(2):187-192.

Bouvard V., Loomis D., Guyton K.Z., Grosse Y., Ghissassi F.E., Benbrahim-Tallaa L., Guha N., Mattock H., Straif K., 'International Agency for Research on Cancer Monograph Working Group. Carcinogenicity of consumption of red and processed meat', *Lancet Oncol*, 2015 Dec;16(16):1599-600.

Brandhorst S., 'Fasting and fasting-mimicking diets for chemotherapy augmentation', *Geroscience*, 2021 Jun;43(3): 1201-1216. DOI: 10.1007/s11357-020-00317-7.

Bueno N.B., de Melo I.S., de Oliveira S.L., da Rocha Ataide T., 'Very-low-carbohydrate ketogenic diet v. low-fat diet for long-term weight loss: a meta-analysis of randomised controlled trials', *Br J Nutr*, 2013 Oct;110(7):1178-87.

Caccialanza R., Cereda E., De Lorenzo F., Farina G., Pedrazzoli P., 'AIOM-SINPE-FAVO Working Group. To fast, or not to fast before chemotherapy, that is the question', *BMC Cancer*, 2018 Mar 27;18(1):337.

Castejón M., Plaza A., Martinez-Romero J., Fernandez-Marcos P.J., Cabo R., Diaz-Ruiz A., 'Energy Restriction and Colorectal Cancer: A Call for Additional Research', *Nutrients*, 2020 Jan 1;12(1):114.

Celik O., Yildiz B.O., 'Obesity and physical exercise', *Minerva Endocrinol* (Torino), 2021 Jun;46(2):131-144.

Cena H., Calder P.C., 'Defining a Healthy Diet: Evidence for The Role of Contemporary Dietary Patterns in Health and Disease', *Nutrients*, 2020 Jan 27;12(2):334.

Chen E., Chen L., Wang F., Zhang W., Cai X., Cao G., 'Low-residue versus clear liquid diet before colonoscopy: An updated meta-analysis of randomized, controlled trials', *Medicine* (Baltimore). 2020 Dec 4;99(49):e23541.

Clifton K.K., Ma C.X., Fontana L., Peterson L.L., 'Intermittent fasting in the prevention and treatment of cancer', *CA Cancer J Clin*, 2021 Aug 12.

CREA, *Linee guida per una sana alimentazione*, novembre, 2019 – ISBN 9788833850375.

Davis C., Bryan J., Hodgson J., Murphy K., 'Definition of the Mediterranean Diet; a Literature Review', *Nutrients*, 2015;7(11):9139-9153. Published 2015 Nov 5. DOI:10.3390/nu7115459.

de Cabo R., Mattson M.P., 'Effects of Intermittent Fasting on Health, Aging, and Disease', *N Engl J Med*, 2019 Dec 26;381(26):2541-2551. DOI: 10.1056/NEJMra1905136.

De Feo P., 'Is high-intensity exercise better than moderate-intensity exercise for weight loss?', *Nutr Metab Cardiovasc Dis*, 2013 Nov;23(11):1037-42.

de Groot S., Lugtenberg R.T., Cohen D., Welters M.J.P., Ehsan I., Vreeswijk M.P.G., Smit VTHBM, de Graaf H., Heijns J.B., Portielje J.E.A., van de Wouw A.J., Imholz A.L.T., Kessels L.W., Vrijaldenhoven S., Baars A., Kranenbarg E.M., Carpentier M.D., Putter H., van der Hoeven J.J.M., Nortier J.W.R., Longo V.D., Pijl H., Kroep J.R., 'Dutch Breast Cancer Research Group (BOOG). Fasting mimicking diet as an adjunct to neoadjuvant chemotherapy for breast cancer in the multicentre randomized phase 2 DIRECT trial', *Nat Commun*, 2020 Jun 23;11(1):3083.

de Groot S., Pijl H., van der Hoeven J.J.M., Kroep J.R., 'Effects of short-term fasting on cancer treatment', *J Exp Clin Cancer Res*, 2019 May 22;38(1):209.

De Santo L.S., Moscariello C., Zebele C., 'Implications of obesity in cardiac surgery: pattern of referral, physiopathology, complications, prognosis', *J Thorac Dis*, 2018;10(7):4532-4539.

Deligiorgi M.V., Liapi C., Trafalis D.T., 'How Far Are We from Prescribing Fasting as Anticancer Medicine?', *Int J Mol Sci*, 2020 Dec 1;21(23):9175.

Elizabeth L., Machado P., Zinöcker M., Baker P., Lawrence M., 'Ultra-Processed Foods and Health Outcomes: A Narrative Review', *Nutrients*, 2020 Jun 30;12(7):1955.

Erzegovesi S., *Il digiuno per tutti*, Antonio Vallardi Editore, Milano 2019.

Erzegovesi S., *La dieta della mente felice*, Antonio Vallardi Editore, Milano 2020.

Erzegovesi S., *Zuccheri, grassi e proteine. I falsi miti delle diete*, RCS Mediagroup Spa, Milano 2021.

Garber C.E., 'The Health Benefits of Exercise in Overweight and Obese Patients', *Curr Sports Med Rep*, 2019 Aug;18(8):287-291.

Golbidi S., Daiber A., Korac B., Li H., Essop M.F., Laher I., 'Health Benefits of Fasting and Caloric Restriction', *Curr Diab Rep*, 2017 Oct 23;17(12):123.

Gupta L., Khandelwal D., Kalra S., Gupta P., Dutta D., Aggarwal S., 'Ketogenic diet in endocrine disorders: Current perspectives', *J Postgrad Med*, 2017 Oct-Dec;63(4):242-251.

Hall K.D., Guo J., 'Obesity Energetics: Body Weight Regulation and the Effects of Diet Composition', *Gastroenterology*, 2017 May;152(7):1718-1727.e3.

Herforth A., Arimond M., Álvarez-Sánchez C., Coates J., Christianson K., Muehlhoff E., 'A Global Review of Food-Based Dietary Guidelines', *Adv Nutr*, 2019 Jul 1;10(4):590-605.

Hiza H.A.B., Koegel K.L., Pannucci T.E., 'Diet Quality: The Key to Healthy Eating', *J Acad Nutr Diet*, 2018 Sep;118(9):1583-1585.

Hoddy K.K., Marlatt K.L., Çetinkaya H., Ravussin E., 'Intermittent Fasting and Metabolic Health: From Religious Fast to Time-Restricted Feeding', *Obesity* (Silver Spring). 2020 Jul;28 Suppl 1(Suppl 1):S29-S37.

Ibrahim E.M., Al-Foheidi M.H., Al-Mansour M.M., 'Energy and caloric restriction, and fasting and cancer: a narrative review', *Support Care Cancer*, 2021 May;29(5):2299-2304.

Jane L., Atkinson G., Jaime V., Hamilton S., Waller G., Harrison S., 'Intermittent fasting interventions for the treatment of overweight and obesity in adults aged 18 years and over: a systematic review protocol', *JBI Database System Rev Implement Rep*, 2015 Oct;13(10):60-8.

Jordan S., Tung N., *et al.*, 'Dietary Intake Regulates the Circulating Inflammatory Monocyte Pool', *Cell* 2019; 178:1102–1114.

Kerndt P.R., Naughton J.L., Driscoll C.E., 'Loxterkamp DA. Fasting: the history, pathophysiology and complications', *West J Med*, 1982;137(5):379-399.

Kim J.Y., 'Optimal Diet Strategies for Weight Loss and Weight Loss Maintenance', *J Obes Metab Syndr*, 2021 Mar 30;30(1):20-31.

Klein A.V., Kiat H., 'Detox diets for toxin elimination and weight management: a critical review of the evidence', *J Hum Nutr Diet*, 2015 Dec;28(6):675-86.

Koppold-Liebscher D., Kessler C.S., Steckhan N., Bähr V., Kempter C., Wischnewsky M., Hübner M., Kunz B., Paul M., Zorn S., Sari S., Jeitler M., Stange R., Michalsen A., 'Short-term fasting accompanying chemotherapy as a supportive therapy in gynecological cancer: protocol for a multicenter randomized controlled clinical trial', *Trials*, 2020 Oct 15;21(1):854.

Lawrence M.A., Baker P.I., 'Ultra-processed food and adverse health outcomes', *BMJ*, 2019 May 29;365:l2289.

Locke A., Schneiderhan J., Zick S.M., 'Diets for Health: Goals and Guidelines', *Am Fam Physician*, 2018 Jun 1;97(11):721-728.

Longo V., *La dieta della longevità*, Antonio Vallardi Editore, Milano 2016.

Longo V., *Il cancro a digiuno*, Antonio Vallardi Editore, Milano 2021.

Longo V.D., Mattson M.P., 'Fasting: molecular mechanisms and clinical applications', *Cell Metab*, 2014 Feb 4;19(2):181-92.

Mariotti F., Gardner C.D., 'Dietary Protein and Amino Acids in Vegetarian Diets-A Review', *Nutrients*, 2019 Nov 4;11(11):2661.

Masood W., Annamaraju P., Uppaluri K.R., 'Ketogenic Diet' [Updated 2021 Jun 11]. In: *StatPearls* [Internet]. Treasure Island (FL): StatPearls Publishing; 2021 Jan-. Available from: https://www.ncbi.nlm.nih.gov/books/NBK499830/.

Masood W., Annamaraju P., Uppaluri K.R., 'Ketogenic Diet', 2021 Aug 22. In: *StatPearls* [Internet]. Treasure Island (FL): StatPearls Publishing; 2021 Jan–. PMID: 29763005.

Mattson M.P., Allison D.B., Fontana L., Harvie M., Longo V.D., Malaisse W.J., Mosley M., Notterpek L., Ravussin E., Scheer F.A., Seyfried T.N., Varady K.A., Panda S., 'Meal frequency and timing in health and disease', *Proc Natl Acad Sci USA*, 2014 Nov 25;111(47):16647-53.

Mattson M.P., Longo V.D., Harvie M., 'Impact of intermittent fasting on health and disease processes', *Ageing Res Rev*, 2017;39:46-58.

Mattson M.P., Moehl K., Ghena N., Schmaedick M., Cheng A., 'Intermittent metabolic switching, neuroplasticity and brain health', *Nat Rev Neurosci*, 2018 Feb;19(2):63-80. DOI: 10.1038/nrn.2017.156. Epub 2018 Jan 11.

Mittelman S.D., 'The Role of Diet in Cancer Prevention and Chemotherapy Efficacy', *Annu Rev Nutr*, 2020 Sep 23;40:273-297. DOI: 10.1146/annurev-nutr-013120-041149. Epub 2020 Jun 16.

Monash University, *The Low Fodmap Diet*, https://www.monashfodmap.com/

Nain S., Jain A., Kumar K., 'Intermittent Fasting (IF): An Approach to a Healthy body', *Journal of Biological Engineering Research and Review*, 2020, 7(1), 24-32.

Nencioni A., Caffa I., Cortellino S., Longo V.D., 'Fasting and cancer: molecular mechanisms and clinical application', *Nat Rev Cancer*, 2018 Nov;18(11):707-719.

Nencioni A., Caffa I., Cortellino S., Longo V.D., 'Fasting and cancer: molecular mechanisms and clinical application', *Nat Rev Cancer*, 2018;18(11):707-719. DOI:10.1038/s41568-018-0061-0

Nicolaidis S., *Physiology of thirst*, in **Arnaud M.J.**, 'Hydration Throughout Life. Montrouge', John Libbey Eurotext, 1998. p. 247.

O'Flanagan C.H., Smith L.A., McDonell S.B., Hursting S.D., 'When less may be more: calorie restriction and response to cancer therapy', *BMC Med*, 2017 May 24;15(1):106.

O'Neill B., Raggi P., 'The ketogenic diet: Pros and cons. Atherosclerosis', 2020 Jan;292:119-126. DOI: 10.1016/j.atherosclerosis.2019.11.021. Epub 2019 Nov 28. PMID: 31805451.

Oates J.R., Sharma S., 'Clear Liquid Diet', 2021 Aug 8. In: *StatPearls* [Internet], Treasure Island (FL): StatPearls Publishing; 2021 Jan–.

Obert J., Pearlman M., Obert L., Chapin S., 'Popular Weight Loss Strategies: a Review of Four Weight Loss Techniques', *Curr Gastroenterol Rep*, 2017 Nov 9;19(12):61. DOI: 10.1007/s11894-017-0603-8. PMID: 29124370.

Osservatorio San Pellegrino, https://www.hydrationlab.it.

Panda S., *The circadian code*, Rodale Books 2018.
Paoli A., 'Ketogenic diet for obesity: friend or foe?', *Int J Environ Res Public Health*, 2014 Feb 19;11(2):2092-107.
Paoli A., Tinsley G., Bianco A., Moro T., 'The Influence of Meal Frequency and Timing on Health in Humans: The Role of Fasting', *Nutrients*, 2019 Mar 28;11(4):719.
Patterson R.E., Laughlin G.A., LaCroix A.Z., Hartman S.J., Natarajan L., Senger C.M., Martínez M.E., Villaseñor A., Sears D.D., Marinac C.R., Gallo L.C., 'Intermittent Fasting and Human Metabolic Health', *J Acad Nutr Diet*, 2015 Aug;115(8):1203-12.
Patterson R.E., Sears D.D., 'Metabolic Effects of Intermittent Fasting', *Annu Rev Nutr*, 2017 Aug 21;37:371-393.
Persynaki A., Karras S., Pichard C., 'Unraveling the metabolic health benefits of fasting related to religious beliefs: A narrative review', *Nutrition*, 2017 Mar;35:14-20.
Plotti F., Terranova C., Luvero D., Bartolone M., Messina G., Feole L., Cianci S., Scaletta G., Marchetti C., Di Donato V., Fagotti A., Scambia G., Benedetti Panici P., Angioli R., 'Diet and Chemotherapy: The Effects of Fasting and Ketogenic Diet on Cancer Treatment', *Chemotherapy*, 2020;65(3-4):77-84.
Poti J.M., Braga B., Qin B., 'Ultra-processed Food Intake and Obesity: What Really Matters for Health-Processing or Nutrient Content?', *Curr Obes Rep*, 2017 Dec;6(4): 420-431.
Range T.L., Samra N.S., 'Full Liquid Diet' [Updated 2021 Mar 10]. In: *StatPearls* [Internet]. Treasure Island (FL): StatPearls Publishing; 2021 Jan-. Available from: https://www.ncbi.nlm.nih.gov/books/NBK554389/
Ri M., Aikou S., Seto Y., 'Obesity as a surgical risk factor',

Ann Gastroenterol Surg 2017;2(1):13-21. Published 2017 Oct 28.

Ruegsegger G.N., Booth F.W., 'Health Benefits of Exercise', *Cold Spring Harb Perspect Med*, 2018;8(7):a029694. Published 2018 Jul 2.

Rusek M., Pluta R., Ułamek-Kozioł M., Czuczwar S.J., 'Ketogenic Diet in Alzheimer's Disease', *Int J Mol Sci*, 2019;20(16):3892.

Sadeghian M., Rahmani S., Khalesi S., Hejazi E., 'A review of fasting effects on the response of cancer to chemotherapy', *Clin Nutr*, 2021 Apr;40(4):1669-1681.

Sodeman W.A., Sodeman T.C., *Diets. Instructions for Geriatric Patients* (Third Edition), W.B. Saunders, 2005, 267-315, ISBN 9781416002031.

Sorrentino N., *Acqua da mangiare*, TEA, Milano 2021.

Sorrentino N., *Cambio Dieta*, Mondadori, Milano 2014.

Sorrentino N., *Grassi dentro*, Mondadori, Milano 2016.

Sorrentino N., *La dieta dell'acqua*, Salani Editore, Milano 2014.

Sorrentino N., *La dieta Sorrentino*, PICKWICK, Milano 2020.

Sorrentino N., *Siamo gonfi non siamo grassi*, Mondadori, Milano 2018.

Stehr M.D., von Lengerke T., 'Preventing weight gain through exercise and physical activity in the elderly: a systematic review', *Maturitas*, 2012 May;72(1):13-22.

Tang C.C., Chen H., Huang T.C., Wu W.W., Lin J.M., Tien F.M., 'Feasibility, Process, and Effects of Short-Term Calorie Reduction in Cancer Patients Receiving Chemotherapy: An Integrative Review', *Nutrients*, 2020 Sep 15;12(9):2823.

Taylor R., Lean M., *DiRECT* (Diabetes Remission Clinical Trial), 2017; www.ncl.ac.uk/press/articles/archive/2017/12/directstudy/.

Templeman I., Gonzalez J.T., Thompson D., Betts J.A., 'The role of intermittent fasting and meal timing in weight management and metabolic health', *Proc Nutr Soc*, 2020 Feb;79(1):76-87.

Ting R., Dugré N., Allan G.M., Lindblad A.J., 'Ketogenic diet for weight loss', *Can Fam Physician*, 2018 Dec;64(12):906.

Tinsley G.M., La Bounty P.M., 'Effects of intermittent fasting on body composition and clinical health markers in humans', *Nutr Rev*, 2015 Oct;73(10):661-74.

Trepanowski J.F., Bloomer R.J., 'The impact of religious fasting on human health', *Nutr J*, 2010 Nov 22;9:57.

Truzzi M.L., Ballerini Puviani M., Tripodi A., Toni S., Farinetti A., Nasi M., Mattioli A.V., 'Mediterranean Diet as a model of sustainable, resilient and healthy diet', *Progress in Nutrition*, 2020; Vol. 22, Supplement 1: 1-7.

Turbitt W.J., Demark-Wahnefried W., Peterson C.M., Norian L.A., 'Targeting Glucose Metabolism to Enhance Immunotherapy: Emerging Evidence on Intermittent Fasting and Calorie Restriction Mimetics', *Front Immunol*, 2019 Jun 25;10:1402.

U.S. Department of Agriculture and U.S. Department of Health and Human Services, *Dietary Guidelines for Americans, 2020-2025*, 9th Edition, December 2020.

Ułamek-Kozioł M., Czuczwar S.J., Januszewski S., Pluta R., 'Ketogenic Diet and Epilepsy', *Nutrients*, 2019;11(10):2510.

Verbanac D., Maleš Ž., Barišić K., 'Nutrition – facts and myths', *Acta Pharm*, 2019 Dec 1;69(4):497-510.

Vernieri C., Ligorio F., Zattarin E., Rivoltini L., de Braud F., 'Fasting-mimicking diet plus chemotherapy in breast cancer treatment', *Nat Commun*, 2020 Aug 26;11(1):4274.

Villareal D.T., Aguirre L., Gurney A.B., Waters D.L., Sinacore D.R., Colombo E., Armamento-Villareal R., Qualls C., 'Aerobic or Resistance Exercise, or Both, in Dieting Obese Older Adults', *N Engl J Med*, 2017 May 18;376(20):1943-1955.

Vitiello V., Germani A., Capuzzo Dolcetta E., Donini L.M., Del Balzo V., 'The New Modern Mediterranean Diet Italian Pyramid', *Ann Ig*, 2016 May-Jun;28(3):179-86.

Weber D.D., Aminazdeh-Gohari S., Kofler B., 'Ketogenic diet in cancer therapy', *Aging* (Albany NY). 2018;10(2):164-165.

Weber D.D., Aminzadeh-Gohari S., Tulipan J., Catalano L., Feichtinger R.G., Kofler B., 'Ketogenic diet in the treatment of cancer – Where do we stand?', *Mol Metab*, 2020 Mar;33:102-121.

Westman E.C., Tondt J., Maguire E., Yancy W.S. Jr., 'Implementing a low-carbohydrate, ketogenic diet to manage type 2 diabetes mellitus', *Expert Rev Endocrinol Metab*, 2018 Sep;13(5):263-272.

Wheless J.W., 'History of the ketogenic diet', *Epilepsia*, 2008 Nov;49 Suppl 8:3-5.

Zouhal H., Sellami M., Saeidi A., Slimani M., Abbassi-Daloii A., Khodamoradi A., El Hage R., Hackney A.C., Ben Abderrahman A., 'Effect of physical exercise and training on gastrointestinal hormones in populations with different weight statuses', *Nutr Rev*, 2019 Jul 1;77(7):455-477.

INDICE DELLE RICETTE

Battuta di tacchino pomodoro e origano 135
Bocconcini di petto di pollo al curry 84
Bocconcini di vitello al curry 223
Brodo di pollo filtrato 74
Brodo di verdure con risoni 145
Brodo di verdure filtrato 76
Carne alla pizzaiola 182
Cavatelli e legumi misti 155
Ceci con pomodorini al forno 96
Couscous di grano saraceno con lenticchie e bietole 167
Crema di patate, ceci e fagiolini 108
Dadolata di tofu pomodoro e origano 189
Ditali con piselli 129
Ditaloni con pomodorini e tonno 161
Fagiolini con salsa allo yogurt 99
Farfalle alla crema di zucca 215
Fave ed erbette con bruschetta di pane 201
Fettine di tofu con peperoni 151
Frittata con erbette 179

Frittata con funghi e verdure 139
Fusilli con le melanzane 123
Fusilli con zucchine e pomodorini 153
Fusilli saporiti 185
Gallette con salsa tzatziki vegana 93
Green smoothie 106
Insalata allegra dolce&salata 95
Insalata di arance e finocchi 122
Insalata di spinacino e tempeh marinato 86
Lenticchie con crema di peperoni 100
Linguine con frutti di mare 205
Linguine con peperoni 177
Lumachine con lenticchie 141
Mais in chicchi con cicoria di campo 149
Padellata di verdure 164
Pancotto e cime di rapa 170
Parmigiana keto con zucchine grigliate e scamorza 83
Pasta e patate 187
Pasta mista del contadino 207
Pastina con brodo di verdure 137
Pennette con ragù vegano 123
Pennette di grano di saraceno con broccoli 195
Petto di pollo con salsa verde 211
Pipe rigate con fave e carciofi 147
Polipetti affogati 217
Polpette di spada al limone 166

Ratatouille con patate e verdure 127
Rigatoni con ragù di mare 133
Riso al ragù di triglia 173
Riso basmati con trevisana 126
Riso Venere con gamberetti e zucchine 199
Scampi marinati al finocchio 229
Schiacciata di vitello prezzemolata 203
Shake di cheesecake alla fragola 112
Spaghetti con ragù finto piccante 157
Spaghettoni alla carrettiera 129
Spiedini di tacchino e salsiccia 89
Spigola all'acqua pazza 183
Stick di sedano e peperone con guacamole 80
Stracciatella all'uovo 227
Tagliolini al pomodoro e olive 172
Teglia di verdure 125
Terrina di verdure con quinoa e bulgur 221
Trota salmonata al vapore con crema di spinaci 197
Vellutata di merluzzo al pomodoro 105
Vellutata di sogliola e carote 111
Verza in agrodolce 225
Zuppa alla boscaiola 213
Zuppa di cipolle 219
Zuppa paesana 128

INDICE

Introduzione 7

PRIMA PARTE LA SANA ALIMENTAZIONE **11**

Guadagnare salute… a tavola 13

Piccoli ma molto preziosi: vitamine e minerali 16

Chi ha paura della bilancia? 20

Quando salute e sostenibilità camminano insieme: la dieta mediterranea 23

Alimenti sì 25

E alimenti no 29

Il mio bicchiere è sempre mezzo pieno 32

Un 'condimento' speciale per il nostro benessere: l'attività fisica 33

SECONDA PARTE. IL DIGIUNO **37**

I benefici e i diversi tipi 42

Alimentazione a restrizione temporale (TRF) 45

Digiuno intermittente: a giorni alterni 46

Digiuno intermittente: DMD (Dieta mima-digiuno) 47

Digiuno prolungato 48

Digiuno e diabete 50
Digiuno e infiammazione 51
Digiuno e cancro 51
Solo liquidi 59
La dieta liquida completa 61
La dieta liquida trasparente 63
Le diete 'detox' 64
La chetogenica 67
L'alimentazione pre e post intervento 71
Dieta liquida trasparente 2 giorni 73
Dieta chetogenica 5 giorni 79
Dieta mima-digiuno 5 giorni 91
Dieta liquida completa 5 giorni 103

TERZA PARTE. LE MIE DIETE VELOCI CON RICETTE **115**
Le regole prima di iniziare 117
Dieta lampo 121
Perdi una taglia in 5 giorni 131
Vegan-detox 7 giorni 143
La dieta dell'acqua 159
Pancia piatta 175
Gambe sgonfie 193
Dieta 10 giorni 209

QUARTA PARTE. DUBBI E CURIOSITÀ DURANTE LA DIETA **231**
Cosa non fare durante una dieta 234
Ortaggi e frutta, quando mangiarli 238

I metodi di cottura: modificazione e variazione di peso degli alimenti 241

Bibliografia 249

Indice delle ricette 261

Questo libro è stampato col sole

Azienda carbon-free

Fotocomposizione: Alessio Scordamaglia

Finito di stampare
nel mese di gennaio 2022
per conto di Adriano Salani Editore s.u.r.l.
da Grafica Veneta S.p.A. di Trebaseleghe (PD)
Printed in Italy